祈りのプリズム

PRISM

「憩の家」病院24時

● 道友社編

天理教道友社

目次

本書の内容は、一九九七年一月から一九九九年十二月にわたって『天理時報』（週刊）に連載されたものです。登場する人物の肩書きや役職、建物や施設は連載当時のものであり、現在では変わっているものもあります。

祈りのプリズム　「憩の家」病院24時

プロローグ

穏やかに明け染めた平成九年（一九九七年）元旦、本部西礼拝場の濡《ぬ》れ縁に立った。後方、東の山並みから射《さ》す朝日が、大和《やまと》平野を柔らかく包んでいた。

その中でひと際目を引くのが、おやさとやかた西右第二、三、四棟を占めている「天理よろづ相談所『憩《いこい》の家』」の威容。その名に示される通り、天理教が目指す「よろづたすけ」の一翼を担うべく設けられている巨大施設である。診療科目数二十四科、許可病床数一千一床を擁する国内有数の総合病院であって、かつ〝単なる病院にとどまらない〟との高い志を掲げ、歩み続けてきた。支えているのは、医師約二百人（レジデント含む）、看護婦六百人（准看護婦含む）、医療技師二百人など総勢千七百人に上る人々。そこはまさに、一つの小社会である。

遠望すれば、穏やかな正月風景の中にまどろんでいるかに見える「憩の家」。しかし、一歩その中に入れば、決して眠ってはいなかった。六百人余りの入院患者が病床で新しい年を迎え、正月三が日も延べ千人のスタッフが世話取りに当たる。そして、同じく三が日の間に、三百人近くが救急診療に来所。病棟では、六人が人生の幕を閉じ、三人が産声を上げた。

三百六十五日、二十四時間、休みなく呼吸を続ける巨大施設「憩の家」。私たち取材班は、ここを舞台に繰り広げられるさまざまな人の動きを追い、その胸の内を聞き取り、紙面に刻んでいく予定である。一見白色に見える陽光が、プリズムを通すと虹《にじ》の七色に分かれるように、「憩の家」創設の理念という共通の理想に結ばれて働く人々の思いも、その持ち場・立場によって、きっとさまざまであろう。その光の一本一本を紡ぎ、積み上げて「憩の家」の今の姿、まばゆい白色光の束を紙上に描き出せればと願っている。

信仰と医療と生活の三面からの救済を目指す、この「天理よろづ相談所」が設置されたのは、昭和十年（一九三五年）十月、今から六十二年前のこと。そして、おやさとやかたに「財団法人天理よろづ相談所『憩の家』」として規模を拡大して設けられたのは、昭和四十一年四月一日、三十一年前のことであった。三十一年という歳月を二度刻んで今、「憩の家」はどのように動き、どこに向かっているのだろうか、興味は尽きない。

中山正善・二代真柱《しんばしら》（天理教の統率者）は、昭和三十年に完成したおやさとやかたの東の棟を「教理を究め、教理を取り次ぐところ」として、「教義及び史料集成部」と天理教校を置き、別席場を設けられた。そして、その十年後に完成した西の棟に「憩の家」を設けられた。

昭和四十一年四月、「憩の家」開所式のあいさつの中で、「私の方の設備として、よろづ相談所というものを設けておったのであります。これは医療によって人々をたすけるという事業であったとともに、また、事情によって苦しむ人々に指示を与えるというような意欲を持っておったのでありますが、三十年前のその施設は、当時においてはともかく、今日においては、すでに不十分なものと相成っており、憩の家は、その前療養所などを引き継ぐ、改めたものと相成ってまいった」と、開所までの経緯を語られた。続いて、かしもの・かりものの理に基づく天理教の病観・救済観を述べられて、「心の持ち方を練るのが、私たちの信仰の根本ではありますが、一面において、かりものを大切にする上から、あたう限りのわれわれの力によって、その修理をし、それに肥を置く、そして立派に陽気ぐらしを味わえる人間と成人していくということ」も肝要であるとされた。

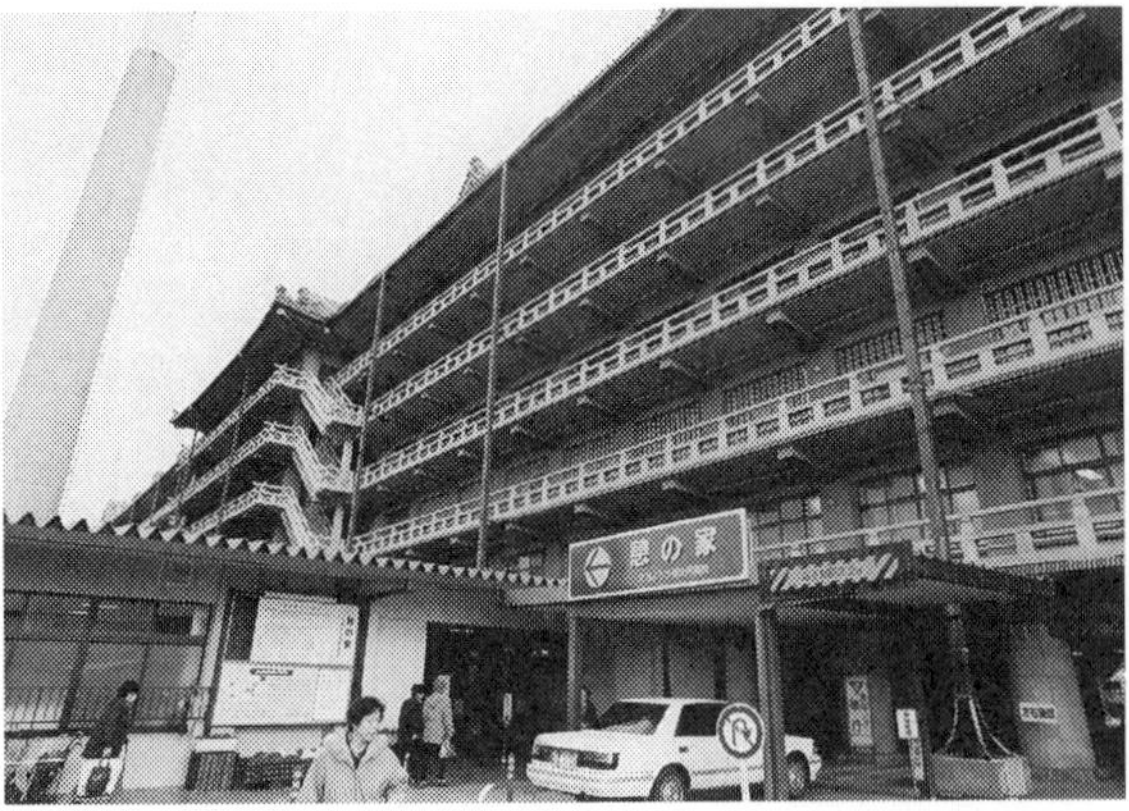

開所以来31年、休むことなく動き続けている「憩の家」。外来患者やスタッフ、来訪者など多い日には1万人近い人が、ここを出入りする

「憩の家」という名称については、医療研究のための機関や医師養成のための大学病院と一線を画し、「たすかった陽気ぐらしを喜ぶ意味を味わっていただきたいというような意味から言うと、どうも私は病院とは呼びたくはなくなったので、『憩の家』と呼ばしていただくことにした」と述べられ、「心身ともの治療をすることによって、心身ともに修理をすることによって、そして他日の明るい陽気ぐらしを、しっかりこの場で喜んでいただきたいというのが、私の念願」と、理想を表明されている。

　あれから三十一年。今年（平成九年）は、創設者・二代真柱のお出直し***から三十年という節目《ふしめ》の年でもある。「憩の家」の今を、そして明日を追いかけるのには、絶好の旬《しゅん》であると思い、連載をスタートする。

「憩の家24時」取材班

＊　おやさとやかた……「屋敷の中は、八町四方と成るのやで」という教祖のお言葉に基づいて、教会本部神殿の中央、「ぢば」と呼ばれる地点を中心に、八町（約八七〇メートル）四方の線上に建て巡らされる建物。そのうちの西側、本部から向かって右側の三棟が「憩の家」として使われている。
＊＊　かしもの・かりものの理……この世界は神の体であり、人間の体は神様からの貸しもの、人間の側から言えば借りものであるという教理。
＊＊＊　出直し……死ぬこと。借りものである体をお返しして、また新たな体を借りてこの世に出直してくるという意味。

木床の温もり

「衛生面よりも利便性が先行し、土足で入る大病院が多い中、『憩の家』では洗浄した清潔なスリッパに履き替えてもらっている。ましてや、床に本物の木が敷き詰められている大病院はほかにない。木の床から伝わってくる温《ぬく》もりが、患者さんや訪れる人々に安心感や親近感を与えています」。土田雄三・管理課長はそう言って胸を張った。

あらためて床を眺めると、三十一年の時の流れを感じさせないほど、隅々まで丹念な清掃が行き届いている。〝お道（天理教のこと）ならではの病院として、足元からのサービスを心掛ける〟（土田課長）「憩の家」。木床の温もりと輝きを守り続ける人々の動きを追いかけた。

時間を〝お供え〟

冬の空がようやく白み始めた午前六時半、佐治正伸・管理課環境整備係員（36歳）が七階でエレベーターの清掃を始めた。水ぶきが乾く間を利用して、廊下も手際よくダスタークロスで清掃。七時から七階講堂で始まる朝づとめ＊に向かう患者とすれ違うたびに、「おはようございます」と元気な声であいさつを交わす。

佐治係員の本来の勤務は午前七時半から。毎朝一時間早い出勤だ。「時間が遅くなるとエレベーターを利用する人も増えてきます。みんなに気持ちよくエレベーターに乗ってもらえるよう時間の〝お供《そな》え〟をさせていただいています」

午前七時二十分、一階ホールでは環境整備係員の女性たちも清掃を始めていた。「朝の掃除は新鮮な気分です。元気で働けることがうれしくて、少しでも喜んでもらいたいというのが、私たちみんなの気持ち。決して飾らず自然体だけど、心を込めて掃除をしているから、美しさが守られているのではないでしょうか」と、「憩の家」開所翌年の昭和四十二年から、清掃ひと筋に励んできた平野清江係員（57歳）。待合室ではすでに百人近い人が順番を待っていた。

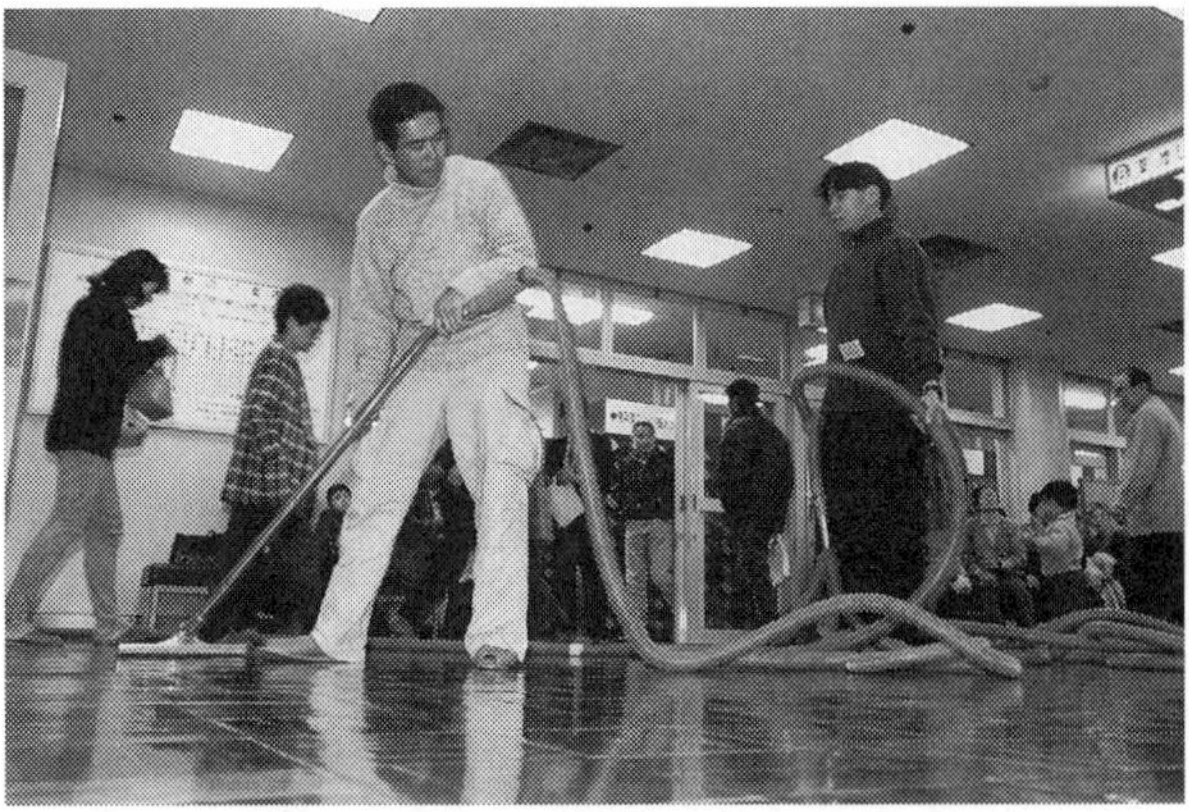

大勢の人々の手で守られて、鏡のように光る木床は31年の歳月を感じさせない

低い心を作る勉強

「憩の家」で使われている木床は、樹齢約二百年のナラ材。半年から一年自然乾燥させた後、人工乾燥を経て、ポリウレタンを四回重ね塗りしたもの。手間が掛かっているだけに、集塵機《しゅうじんき》による掃除と水ぶきだけで十分な美しさを保つことができる。

集塵機とは、壁の至る所にホースの差し込み口があり、建物そのものに大きな掃除機が組み込まれているようなもの。今でこそ集塵機を備えた病院は珍しくないが、「憩の家」では三十一年前の開所時に早くも、ほこりなどによる院内感染に着目し設備されていた。

午後一時、修養科**の長期ひのきしん者***が、二人一組となって集塵機でほこりなどを吸い取っていく。早朝とは違って、大勢の人々が行き交う院内。いすに座っている人も大勢いる。竹山輝夫さん（31歳）は「すみません」「失礼します」と何度も頭を下げながら、丹念に掃除を進めていく。ホースの長さは十数メートルに及ぶため、相棒の森下聡さん（20歳）は常にホースに気を配る。車いすに乗った患者が通りかかった時、森下さんがサッとホースを上げた。

一時間ほど掛かってようやく一階ホールの清掃を終え、「足元の床をきれいにすることによって、低い心をつくる勉強をさせてもらっているのだと思います」と声をそろえる二人。流れ出る汗がさわやかに光った。

集塵機が掛けられた場所から順に、専修科生らが少量の洗浄液を加えた水に浸したモップを掛けていく。担当の環境整備係員の女性を〝おばちゃん〟と呼んで慕い、「『憩の家』でのひのきしんが一番楽しい」と話す専修科生たち。中山利子係員（57歳）は、「自分の娘に、掃除の基本を教える気持ちで接しています。いい加減にしていたら、せっかくのひのきしんがひのきしんになりませんから」と。時には厳しく、時には優しい〝おばちゃん〟たちも、若い専修科生に負けじと、モップを握る手に力を込めた。

一月十六日、修養科三期生から一期生へと、長期ひのきしんのバトンが引き継がれた。自分の持ち場を受け継ぐ一期生に、身をもって教える三期生。「憩の家」開所以来、幾度となく繰り返されてきた光景だ。きょうも大勢の人々が行き交う院内で、木床の輝きと温もりが、人々の心を和ませていた。

＊　朝づとめ……教会本部では、だいたい日の出・日の入りの時間に合わせて、毎日「朝づとめ」と「夕づとめ」を勤めて、日々の親神様のご守護にお礼を申し上げる。各地の教会や布教所などでも、それぞれ時間を定めて勤められている。

＊＊　修養科……親神様の教えを学び、実践を通して信仰の喜びを体得するための修養道場。期間は三ヶ月間。十七歳以上であれば、だれでも入ることができる。

＊＊＊　ひのきしん……漢字をあてれば「日の寄進」。親神様のご守護に対する感謝の心を行いにあらわすこと。

＊＊＊＊　専修科……将来天理教の教会長として、陽気ぐらし実現の役割をになう「教人《きょうと》」の育成を目的とする機関。入学資格は高校卒業者で、修業年限は二年間。

眠らぬ診察室

一階の救急外来。一般外来の業務が終了する午後五時を待たずに、当直の看護婦たちがタイル張りの床を掃き始める。続いて、容器の消毒、薬品や器具のチェックと手を休める間もない。全員が朝からの通常業務を務め、その心身の疲れを気力でフォローしての作業続行。

その一人、武田カホル看護婦（59歳・小児科）は昭和四十三年から「憩の家」に勤務するベテランナース。「患者さんが帰り際に『ありがとう』と笑顔で言ってくださる喜び。これが何物にも替えられなくて」と、慣れた手つきで物品の確認を終えた。

ポケベルが鳴る

救急外来の処置室は、バレーボールのコート一面ほど。室内には三つの診察台が備えられ、内科、外科の医師が一人ずつ、さらに三人の研修医（レジデント）と四人の看護婦（外来）が当直に当たる。そのほか、レントゲン技師、薬剤師らも救急に備える。

午後六時十五分、胸が刺すように痛むと、男子大学生が母親に伴われ来院。仮眠室で休憩中の井上信明医師（26歳・研修医）が、ポケットベルで呼び出され診察に向かう。

「家族の方で心臓の病気をされた方はおられますか？」

「タバコは吸われますか？」

井上医師は、言葉の一つひとつを選ぶように問診を続ける。学生は平常から血圧が高く、「憩の家」血液内科で治療中。この日の血圧測定値は、最高一六六、最低八八。

届けられたカルテと測定値をにらみ、井上医師は点滴と投薬の指示をし、しばらく様子を見ることに。スタッフの問い掛けに、あえぐような声で答える学生。心配し、たびたび病室をのぞく母親。主治医の尼川龍一医師（血液内科）も駆け付け、「これからは、辛いものを控え、ダイエットに頑張りや」とアドバイス。約一時間後、青ざめていた学生の顔が、ほのかに赤らんだ。

スタッフたちが安堵《あんど》する間もなく、午後七時半、下痢ぎみの幼児（2歳）が母親に連れられて来院。検温や血圧測定にと、ナースたちは引き続き駆け回る。「しんどいとか言ってられません。気が付けば眠気や疲れを忘れています」と。

同じ目の高さで

午後八時すぎ、残業中のN看護婦（24歳）が、嶌川直子・夜勤婦長（36歳）に伴われ、ふらつく足取りで来室。業務の疲れとインフルエンザから、下痢、吐き気がひどいという。心配げに呼び掛ける当直スタッフに、「大丈夫。寒くない」と、か細い声で答えるN看護婦。当直医は点滴を打ち、安静にと指示。

当直の一人、吉田和美看護婦（25歳・内科）はN看護婦と同期生。思わずベッドに寄り添い「大丈夫？」と声を掛けた。「お互い、仕事のつらさは分かるから」

自身も、天理高校二部の時に持病のぜんそくで、毎晩のように救急外来の世話になった。「当直の医師や看護婦の動き、優しく声を掛ける姿が印象的でした」と話す。吉田看護婦が病床のN看護婦に、同じ目の高さでゆっくりと語り掛ける話し方は、ホールで救急外来の診察時間を待つ患者や家族に対しても同じだった。

午後十時すぎ。診察を待つ間、母親のふところでむずかる生後四十日の乳児患者をあやしていた武田看護婦。だが、心不全の男性（67歳）が救急車で搬送されてくると聞き、

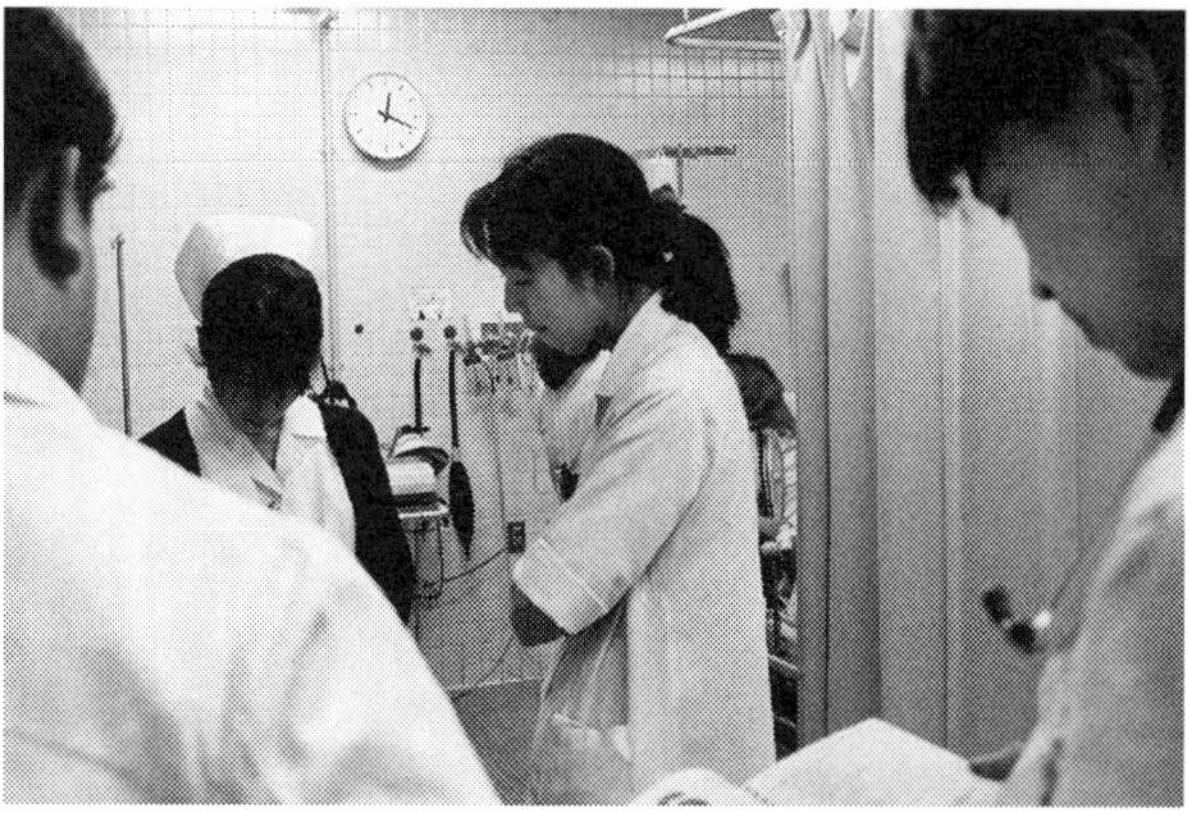

コツコツと続けられる診察。時計の針は、もう午前零時を回った

まなざしは一変。ストレッチャー（搬送用ベッド）の準備に取り掛かった。

　どんな病状の患者が来院するか分からない緊張感。二年の経験を持つ井上医師は、「ポケベルが鳴るたびに、今でも不安と緊張でいっぱいになります。だから休憩中も、決して安眠なんかできません」と額の汗を拭《ぬぐ》う。

✣

時計は午前零時を過ぎた。N看護婦は、嶌川婦長に連れられ帰寮。救急車で搬送されてきた患者も、救急処置により一命を取り留めた。取材当日、救急外来の受診者は十八人（うち救急車での搬送が二人）。ひとまず患者が途切れた午前一時すぎ、ようやくスタッフは交代で仮眠についた。

　翌日、研修医は午前七時半から継続して平常通りの業務に就く。ナースたちは休みだが、二十四時間以上ぶっ通しの勤務の後で、数日は心身の疲れが取れないという。それでも武田看護婦は言う、「今朝も健康だ、ありがたい、頑張ろうと思って。だから無意識に、病む人に手を差し伸べてしまうんですね」と。

現代の〝薬師〟

外来患者のピークが過ぎた金曜の午後二時すぎ。一階の薬剤室で外来患者用の調剤に追われていた佐々木誠薬剤師（27歳）は、昼食もそこそこに服薬指導の準備を始めた。行く先は六階。エレベーターを使わずに、足早に階段を上る。その手には、患者の薬歴を記したファイル。「病室の中では読みづらくてね。患者さんのことは何でも知っていないと。〝ああ、そうですか〟という態度からは、信頼関係が生まれませんから」

他に先駆けて

訪れた69病棟は、循環器内科。狭心症、心筋梗塞《こうそく》、心不全など心臓疾患の患者が多い病棟だ。慌ただしい看護婦詰室に入ると、佐々木薬剤師は患者のカルテを次々にチェック。「手術の経過や病状、薬が適量か……」。一つひとつ、漏れこぼしがないようにファイルに書き留めた。

近年、医薬分業が進む中で、厚生省は薬事法と薬剤師法を改正。今年（一九九七年）四月から薬剤師に対して、患者（一般薬局の場合は購入者）への情報の提供を義務づけるようになった。患者も、薬の詳しい説明を受けることで、安心して服薬できるというわけだ。

「憩の家」ではこれに先駆けて、五年前から一部の入院患者を対象とした服薬指導を実施し始めている。さらに、医師や看護婦、栄養士などとも緊密に連携し、患者の治癒に当たる〝チーム医療〟も進められてきた。

薬剤師たちは病棟と患者を分担し、週に数回、患者のもとを訪れる。調剤の一方で、患者と深くかかわっていく薬剤師は、いわば現代の〝薬師《くすし》〟だ。

ファイルを手に、再び階下の薬剤部へ。患者に手渡す説明表を作り始めた。「薬の説明」と表題が記されている。患者が服用している薬を次々に用紙に張り付けると、「現物を見せた方が、理解しやすいと思って」。

張り終えると、黒、赤、青の三色のマジックを使い分けて、薬品名や効用、飲む回数や薬の数を丹念に書き込んでいく。一目瞭然《りょうぜん》。一人分を作成するのに、約十分。根気の

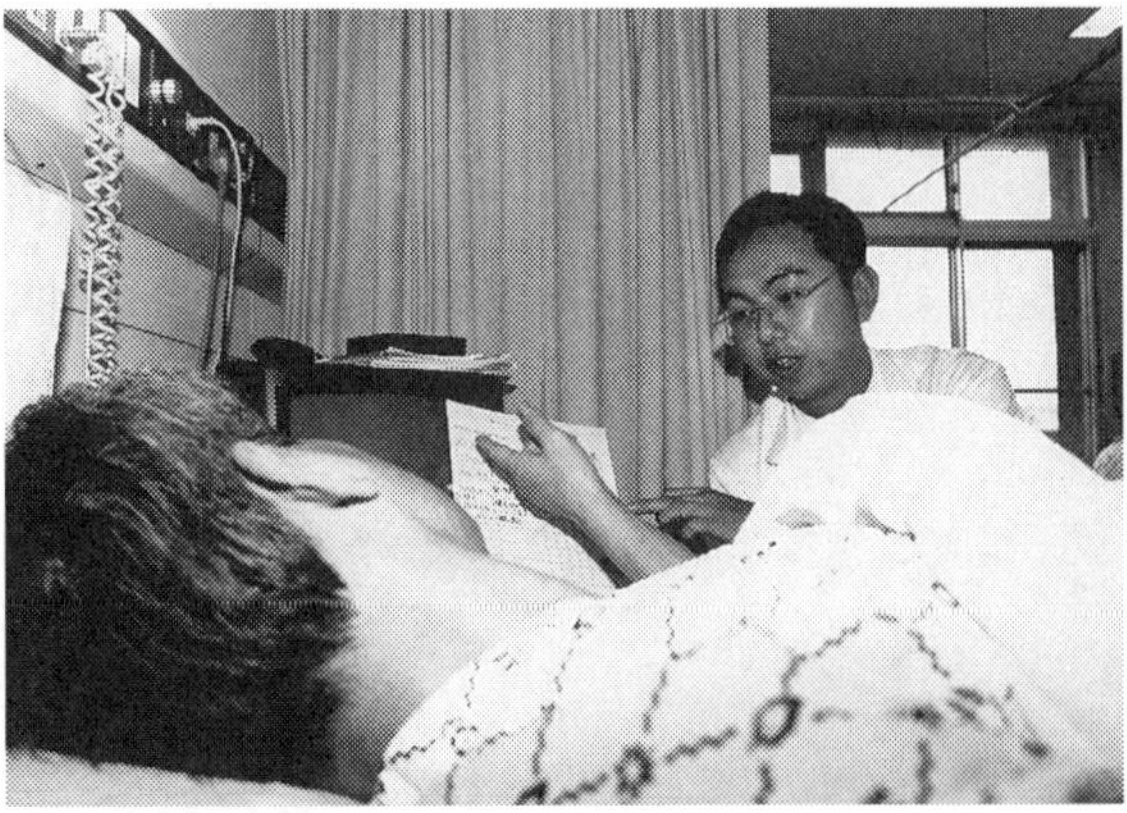

服薬指導で病室を回る佐々木薬剤師。「患者さんの話を、まず聞かせてもらうことから」というのが口ぐせだ

いる作業だ。「手書きの方が心がこもっているように思えて。字は上手というわけじゃないけれど」と頭をかく。胸のポケットに並ぶ、種類や色の違う八本のペンが揺れた。彼のニックネームは〝薬剤部一のペン持ち〟。

ただ、傾聴する

書いたばかりの説明書と薬歴ファイルを手に、再び69病棟へ。この日訪れたのは、昨年末から急性心筋梗塞で入院している男性。細かな病状の経過を聞き取った後に、病状と薬について話す。「しんどい時は、我慢せずにすぐ連絡してくださいね」の言葉を添えた。

「最初は、患者さんに接するのが怖くて。説明を拒否されることもたびたびで、特に重症患者さんには、何から話していいのか分からなかった」と言う。

転機は、二年前の阪神・淡路大震災。神戸へ緊急医療班の一員として駆けつけた時だ。「昼夜を分かたず、多くの人が臨時の診療所を訪ねてきました。薬の説明が担当でしたが、どうしても震災の話のことに。でも、訪れた人々は、話し終えると、『ああ、ちょっと楽になった』と元気を取り戻して帰ってくれたんです」。以来、「話を聞かせてもらうだけで、患者さんの心はずっと軽くなるんじゃないか。つらいこと、楽しいこと、全部を少しずつ分けてもらおうと思って」。そんな心で服薬指導を続けている。

佐々木薬剤師が家路に就くのは、いつも日がとっぷり暮れた八時すぎ。本来、勤務は五時までだが、「薬の新しい情報の収集や、担当の患者さんのことを考えていると、どうしてもこんな時間になってしまうんです」。あくまでも「個人的なこと」と。

「薬の種類や量を、寸分の狂いもなく調合していく――。以前まで薬剤師の仕事は〝機械的〟な作業だと思っていました。もちろん、その正確さは基本です。でも最近、調剤をしていると、薬の向こうに患者さんの〝顔〟が浮かぶんです。一層、心をピンと張らないとね」。そう言い残すと、薬剤部へ戻っていった。今晩も、帰りは遅くなりそうだ。

技と心で洗う

指先が思わず震えるような寒気が漂う「憩の家」地下一階。その一角に用度課洗濯係がある。湿気の多い作業場は、冬といえども窓が開けられたまま。連日、大勢の人々が行き来する階上とは異なり、さまざまな機械音や往来するトラックのエンジン音が、吹き抜けになった地下の通路にこだまする。

この用度課洗濯係は、「憩の家」の洗濯を一手に請け負う、決して日の当たることのない部署。しかしそこには、日々汗を流す作業員たちの熱気があふれていた。

より早く、よりきれいに

まだ夜も明け切らぬ午前六時、宮沢正勝係長（58歳）は地下一階の作業場に現れた。軽快な足取りで地下二階へ下り、夜間管理室でカギをもらうと、そのままエレベーターで七階へ上がった。

「夜に行われた手術用の物品を取りにね」。そう言うと、ポリバケツほどのケースいっぱいに詰められた手術衣やシーツを、次々とエレベーターに運び込んだ。

通称〝早出〟。男子職員が交代で早朝から作業に当たる。当番は週二、三回。本来、勤務開始は八時半だが、「より早く、よりきれいに仕上げるには、昼間だけじゃ時間が足りなくて」と、所狭しと並んだ洗濯機や乾燥機のスイッチを入れて回った。

まず手を着けたのは、洗濯物の仕分け。手術衣、助手服、手術用マスク、シーツ。それぞれ消毒の有無を確かめ、一つひとつケースに分けていく。

血痕《けっこん》の付いたものは、百度の熱湯で消毒。院内感染を防ぐためにも重要な作業の一つ。続いて洗浄。生地の素材や厚さごとに、細かく温度や時間を設定する。その後、温度に適した業務用の洗剤を細かく調合していく。

「素材の違いで、当然洗う手順も違うからね。〝しわ〟や〝汚れ〟を残さないようにするためにも、細かく注意を払うことが大切」と、立ち止まることなく、三台の巨大洗濯機の間を往復する。

早朝の作業が一段落ついたのは午前八時すぎ。宮沢係長は腰を下ろし、たばこに火を

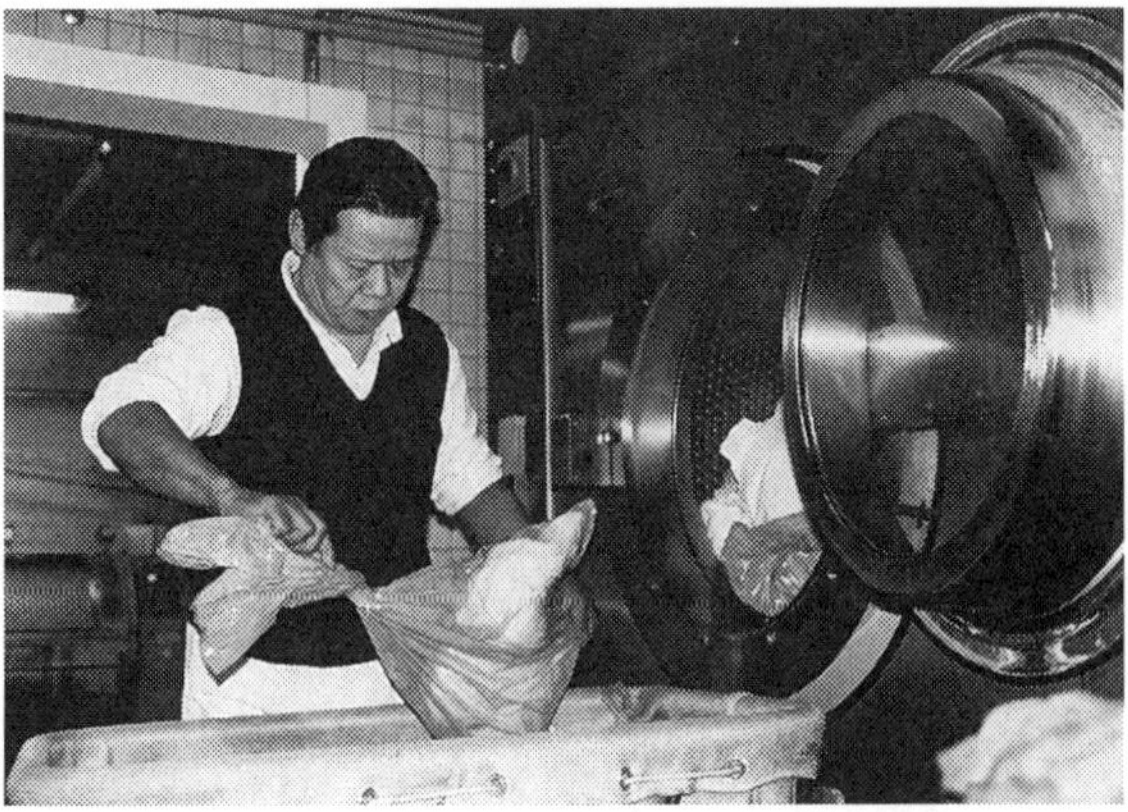

午前6時半、静まり返った地下1階で、黙々と作業を続ける宮沢係長。消毒の有無を確かめ、一つひとつ洗濯物を仕分けていく

つけた。「もうここへ来て三十年近くなるかな。当番じゃなくても五時に目が覚めてね」と苦笑い。通常勤務の開始を告げる「おふでさき*」の放送がかかると、たばこを消して、用度課事務所の方へ走っていった。

より心を込めて

午前九時、病棟から入院患者個人の洗濯物が運ばれてきた。青や黄色、また白一色の制服と違い、ケースには柄物のパジャマや下着類が詰められている。

洗濯係で主に扱うのは、医師服、看護衣、事務服などの職員の制服と、各病棟で使用するタオル全般だが、入院中の患者の個人的な洗濯物も請け負っている。費用は洗剤などの材料費と、必要経費のみ。手数料は取っていない。

「ここには、遠方から入院している人もたくさんいる。なかなか家族の人も付き添いに来られない。そういう方の負担が少しでも減らせられれば」と宮沢係長。

制服と同様に、きれいにのり付けされた衣類は、乾燥機、プレス機と運ばれ、順々に仕上がっていく。

「われわれは直接、患者さんと接することはない。でも、もう何年も見覚えのあるパジャマを見ると、やはり胸が痛む。だからこそ、より快適に、より心を込めて仕上げていきたい。それが自分たちの役目だと思っているから」。そう言うと、出来上がったばかりの衣類を見つめ、目を細めた。

＊　おふでさき……天理教の原典の一つ。教祖が自ら記された千七百十一首の和歌体のおうたからなる。

傷にも〝顔〟がある

紙オムツを外し、尻《しり》（仙骨部）に張られた被覆材をはがすと、直径七センチ程の赤い穴が、ぽっかり口を開けた。穴の底に、骨が白く透けて見える。褥創《じょくそう》、いわゆる床ずれ。痛々しさに思わず目をそむけかけた時、「先週より、だいぶ良くなったね」との医師の言葉が耳に飛び込んできた。

共に見入っていた手術部副部長の中村義徳医師（49歳）は、「最初はひどいなと思っていたけれど、老人ホームなどの症例報告を聞くと、うちはまだ軽い方」と。驚く耳に、「治りにくいし、地味だし。日本では関心を持つ医師が少なかった。でもこれからは、治る傷になりますよ」と、うれしげに言葉を継いだ。

「創傷《そうしょう》回診」。毎週金曜の午後、依頼のあった病棟を訪ね、糖尿病性壊疽《えそ》で切断した足の傷や褥創など、治りにくい傷に対処する。発足して四年、国内ではまだ珍しい試みだ。

構成メンバーは中村医師のほか、志願した外科医、皮膚科医などと、ストマ（人工肛門《こうもん》）ケアの教育を受けた看護婦たちである。

〝床ずれ〟に新療法

褥創に向けて、医師が刺激の少ない生理食塩水を注射器で吹き付ける。表面の汚れを洗い流すと、周囲から医師、看護婦ら数人が見入った。

「第四度の褥創、六・五センチと六・五」「壊死《えし》は、ほとんど取れました」「浸出液が減りました」「肉芽が増えてる。明日からオルセノン（細胞増殖促進剤）を追加しよう」。先週との比較、現状の確認、今後の予測と治療方針……。スタッフ間で流れるように検討が進む。その間にも、記録写真を撮り、薬剤を塗った被覆材で覆う。その手際の良さ。

「治らない」「治りにくい」とされてきた褥創は、いま「治る傷」になりつつある。理由は大きく三つある。新しい治療素材と、傷の治療に関する発想の転換、医師たちの〝やる気〟だ。

「傷の治療は従来、乾燥させて細菌感染防止を第一に治りを待った。でも、ガーゼが張り付いて治療のたびに二次的な傷をもたらしたことも。今は、傷の状態にもよるが、可

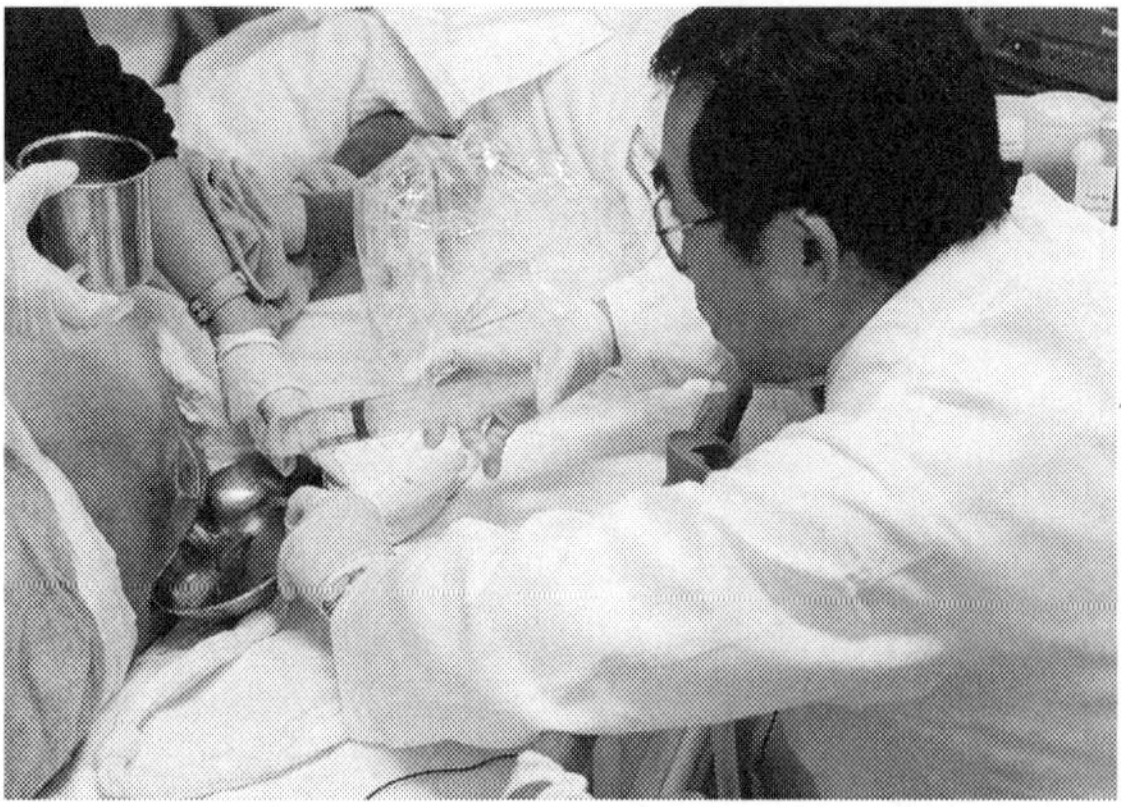

「床ずれは、こまやかな対処がカギ」と中村手術部副部長。生理食塩水で患部を洗いながら、観察と治療を進めていく

能な限り湿潤な状況をつくり、皮膚の細胞の復元力を高めて治す。速いし、痛まないし、跡もきれい」と中村医師。「何より、患者の負担が減る」と。

それを可能にしたのは、酸素や水蒸気は通すが水や細菌を通さない特殊なフィルム、水分を含んでいて傷に密着するが接着しない素材など、さまざまな治療材料の開発。張ったまま入浴できる、失禁しても患部が濡《ぬ》れないなど、生活面でのメリットも大きい。これらは、ストマ・ケアの発展とともに開発されてきたものだが、褥創などさまざまな創傷治療の必需品となりつつある。

総合的に診る

観察、検討、治療が進む中、傍らでは、回診チームの看護婦と病棟の看護婦が記録をとる。

しかし、検討するのは傷だけではない。全身の栄養状態や病状、知覚や運動能力、さらにマットレスの固さや体位変換の頻度などなど。患者をめぐるさまざまな要因に目を向け、検討し、治療に反映する。同時に、病棟スタッフや家族にも助言を行う。

西島美佳看護婦（27歳）は、チームに加わって四カ月。「以前は、褥創といっても頭の中では一種類の傷でしかなかった。良いと思うケアをし、だめなら次の方法と。でもチームに入って、傷にも〝顔〟があることに気付いた。それも刻々変わる。大きさ、深さ、色、感染の有無、治りが速いか遅いか……。さらに、患者さんをめぐるいろんな要因。それらを見、聞き、判断する。奥が深いなって思います」

病棟から病棟、ベッドからベッドへ。中村医師たちは、身動きもならぬ床の上でじっと褥創に耐える患者たちを、訪ねて歩く。回診チームのその研究心と行動力もさることながら、診療科や病棟の谷間を越えてチームの活動を可能にしている「憩の家」という巨大施設の柔軟性にも、今回あらためて目を見張った。

糖尿病と向き合う

三階の第三討議室。還暦を過ぎた男性患者二人とその夫人が、ペンや電卓を片手に、神妙な面持ちで講義に耳を傾けている。「糖尿病とは」「合併症総論」「食事療法の必要性と心構え」「運動療法について」「薬物療法について」「献立の立て方」……。

57病棟（内分泌内科）で実施されている糖尿病教育入院。医師、看護婦、栄養士、薬剤師、検査技師が交代で、二週間かけて糖尿病コントロールのノウハウを伝授する。ビデオやスライドなども使って、分かりやすく丁寧に。

「数十年ぶりに、学校の生徒に戻った気分ですよ」。患者の一人が苦笑い。だが、自らの命にかかわることだけに、目は決して笑っていない。糖尿病と真剣に向き合う姿がそこにはあった。

共に考える

糖尿病は一生付き合っていかなければならない病気である。けれども、食事療法・運動療法・薬物療法を正しく、根気よく続ければ、健康な人と変わらない生活を送ることができる。網膜症や腎《じん》症、神経障害、動脈硬化などの恐ろしい合併症の進行も防ぐことができる。

二週間の教育入院中は一人の看護婦が付きっきりで担当。だが、知識や技術を詰め込むよりも、退院後の日常生活に取り込んでもらう姿勢が何よりも大切。「教えるというよりも、共に考え、共に頑張っていきましょう、という気持ちで接しています」と小畠栄希子看護婦（26歳）。「患者さんが実生活に戻った後、自覚と自信を持って、糖尿病をコントロールしてもらうようにサポートするのが、私たち医療者の役目です」と、加古川恵子婦長（45歳）も言葉を継いだ。

糖尿病は自覚症状が少なく、すぐに命にかかわるというものではない。五十代、六十代の男性に多い病気なので、仕事上の付き合いや誘惑も多い。その上で、いかに自らを律することができるか。チームで何度も討議を重ねながら、患者に即した〝教育〟が続けられている。

〝たんのう〟と〝ひのきしん〟

現在、教育入院中の男性患者の一人は、ある大企業の会長職。地元病院で紹介を受けた。「〝よろづ相談所〟というから、どんな地方診療所かと思っていました。半信半疑で来てみたら、立派な施設もさることながら、働いている人たちの姿勢に感心しました。毎日お茶を運んでくれる病棟婦さんは、私の小さな急須《きゅうす》を両手で手渡してくれます。医師や看護婦たちは、血糖値が下がると、わが事のように喜んでくれます。こんな病院はほかにはありません」

十年ほど前から糖尿病との診断は受けていたが、第一線での仕事からなかなか離れられなかった。「体重やカロリーに注意して、適度な運動さえしていればいいと。糖尿病を軽く見ていたんですね。けれども、二週間いろいろな勉強をして、今まで自分の知らないことがたくさんあり、間違ったやり方をしていることにも気付くことができました。仕事に戻ったら、誘惑や付き合いもあるでしょうが、まず十年間を目標に頑張ります。いい病院といいスタッフに巡り会えて、本当によかった」

もう一人は教会の前会長。四十年余り務めた職を長男に譲ったのを機に入院した。在

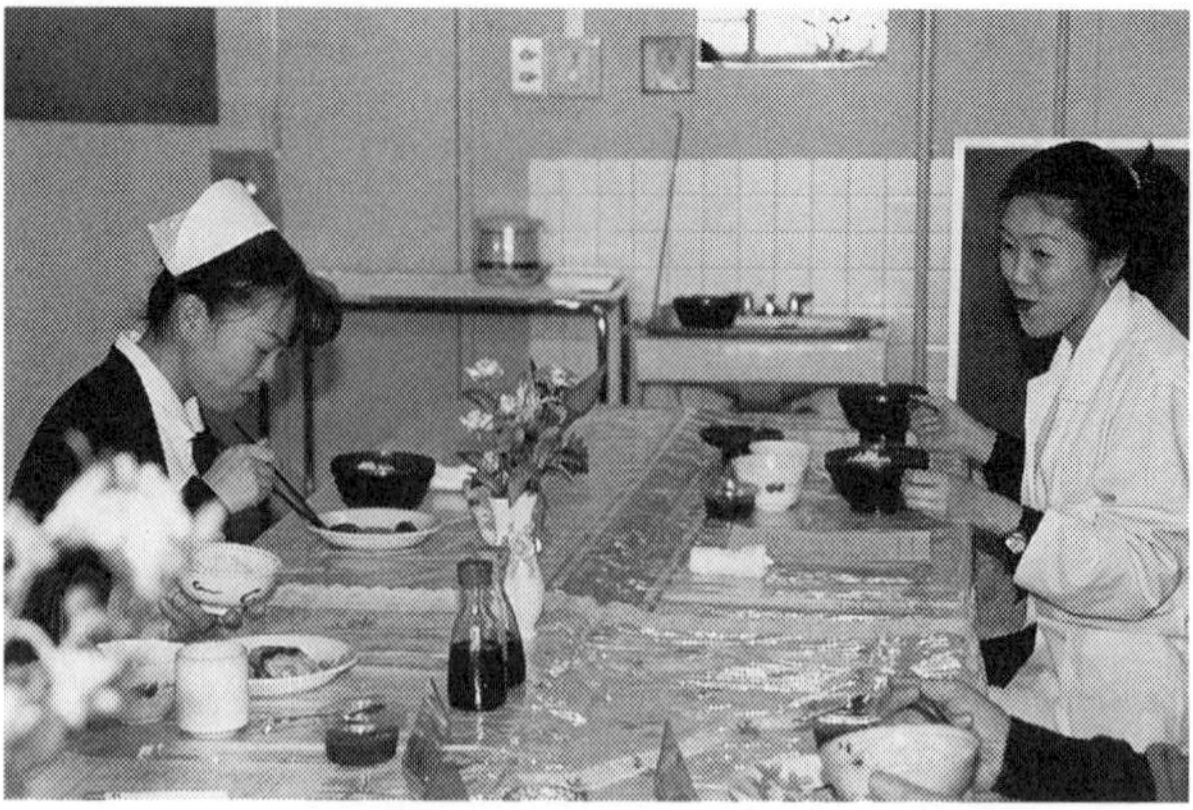
医師や看護婦も交えた食事も大切な療法の一つ。楽しい雰囲気の中にも治療の話が

職当時、巡教や信者宅回りは車での移動がほとんど。直会《なおらい》の席では食事やアルコールの量もおのずと増える。振り返れば十年前、いとこが糖尿病で苦しんでいた時、ご守護を祈って九カ月間、アルコールを断ったことがあった。しかし、信者たちの間から「会長さんが飲まないとつまらない」との声が上がり、断を解いた。

昨秋、自らも糖尿病との診断を受け、十キロを減量。「一ようぼく*として、新たな出発の時に当たり、自分自身を見つめ直すことができました。教祖《おやさま》は、たんのうとひのきしん**をお教えくださいました。心の治め方と体を動かすということは、糖尿病がたすかっていく道をはっきりとお示しくださっているように思います。食事だけでなく、心も元一日に返って、これからしっかり頑張らせていただきます」

夫人は電卓と首っぴきで、退院後のメニュー案に基づき、カロリーと栄養素バランスの計算に取り組んでいた。家族の協力も欠かせないものとなっている。

✣

午前十一時半、先刻まで講義を受けたり、自主学習の場となっていた第三討議室。机にテーブルクロスが敷かれ、季節の花々が置かれ、しゃれたレストランへと早変わりした。CDラジカセからは、心地よい音楽が静かに流れている。待ちに待った昼食は、盛り付け実習の場でもある。

和田博子栄養士が献立を説明した後、患者自ら、ごはんやおかずを量って盛り付ける。杉山京子医師や小畠看護婦も加わって、楽しい食事時間。野球や釣りなどの世間話をしていても、最後はいつも同じ。栄養士手作りの低カロリー水ようかんをゆっくり味わいながら、糖尿病談議に花が咲いた。

＊　ようぼく……「用木」。陽気ぐらし世界建設の用材として布教伝道にあたる者。
＊＊　たんのう……与えられた姿に親神様の親心を悟り、都合の良いことも悪いことも、すべて喜びをもって受け入れるという心の治め方。

医の心技を磨く

まばゆい朝の光が差し込む南別館三階講義室。白衣に身を包んだジュニアレジデント（研修医）たちが、入室してくる。彼らの一日は、午前七時半の朝のカンファレンス（検討会）から始まる。

このカンファレンスでは、各自が受け持つ入院患者の病状や家族の状況などを逐次報告し、意見を交わす。

講義室の後方で、じっと聞くのは今中孝信・総合診療教育部長（60歳）。「憩の家」では昭和五十年、レジデント制度を全国に先駆けて導入したが、今中部長はその時の主唱者の一人。レジデント制度の大きな目的は、医師免許の既取得者が、〝全人的〟な医療を臨床現場で習得すること。ジュニアレジデントは、全員が近くに住み込み、ドクターコールに二十四時間対応できる態勢で臨んでいる。

約一時間後、「ほかに質問がなければ、二月二十一日、朝のカンファレンスを終了します」。この日、司会を務めたジュニアレジデントの近藤博和医師（26歳）はそう述べると、朝食もとらず足早に三階36病棟（総合病棟）へと向かった。

〝心の距離〟を縮めて

近藤医師は36病棟の医師勤務室に着くなり、百科事典ほどの厚さのファイルを開き、患者一人ひとりのカルテに丹念に目を通す。レジデントは総合診療方式に基づき、あらゆる病状の患者を受け持つ。現在、近藤医師が担当する入院患者は八人。それぞれの患者には、各科の専門医が指導医として付く。

カルテのチェックが終わるとすぐに午前の回診へ。「昨日は、おふろに入られましたか」「痛みの方はいかがですか」。ベッドの横にしゃがみ、患者の目下にまわって、容体を伺う。

問診中、ある男性患者は「外泊させてください」とせがみ、また、別の男性患者は不安げに、「この検査やったら、がんが分かりますか。どんな検査方法ですか」と、根掘り葉掘り。相次ぐ問い掛けにも、「まずは話を聞くことから」と少ない時間をさき、時には図を書いて患者に説明する。

回診が一段落ついた午前十一時十分、循環器内科のカンファレンスへ出席。その後、小西孝・循環器内科部長に付いて再び各病室へ。「毎日二回は患者さんの元へ足を運ぶように」は、今中部長の口ぐせ。近藤医師も、「足しげく訪ねることで、患者さんとの〝心の距離〟が縮まり、何事でも打ち明けてもらえるようになった。それが、経験の浅い私たちへの信頼につながっていると思う」。

「憩の家」への愛着

午後一時すぎ。午後の回診に向かおうと階段を上っていると、泉知里医師（循環器内科）とすれ違った。その時、指導医の泉医師から、近藤医師が担当する狭心症の患者に点滴を投じるよう指示が出た。急いで46病棟（総合病棟）へ。注射針やチューブなど点滴の道具一式をそろえて、患者の元へ。近藤医師は、「少しチクッとしますよ」と細腕をさすり、注射針を挿入。

続いて、その患者の冠状動脈を検査するため、看護婦と二人でストレッチャー（搬送用ベッド）を押して血管造影室へ。室内では、レントゲン技師たちと同じ水色のエック

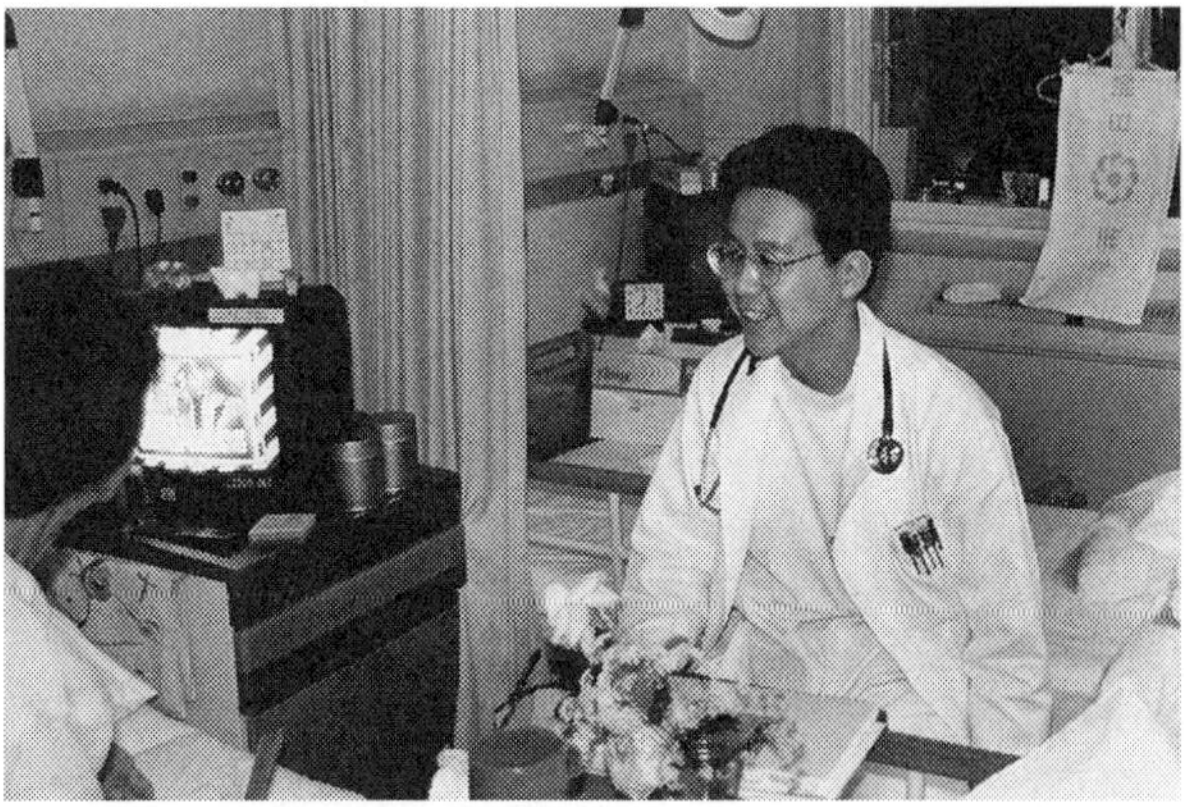

足しげく病室を訪ね、細かく容体を聞く近藤医師。目線は常に、患者より低く

ス線防止エプロンを着用。患者の顔色を気にしながら、レントゲン技師に指示を送る。「点滴を打つのも、検査に立ち合うのも勉強の一つです」

この日、すべての回診や検査、カルテのチェックが終わったのは午後九時すぎ。その後も医局に残り、三月中旬の研究発表に備えてワープロを打つ。多忙な毎日に、睡眠時間は平均して四、五時間。「しんどいですが、これはだれもが経験するステップです」と淡々と語る。また、「僕はこの病院に〝愛着〟があるんですよ」とも。

近藤医師の母・礼子さん（55歳）は同所の医事課に勤務。近藤医師自身も、三歳のころ同所に入院したことがある。やがて、医師を目指して東京医科歯科大学に入学。卒業後、母の「ようぼく医師として、『憩の家』で研修してほしい」という強い希望と、自身の体調不全などが重なり、「これは親神様のお手引きか。それなら、おぢばの＊『憩の家』で研修を積み、あらゆる病状に対応できる医者を目指そう」と、競争率約三倍のレジデントに応募した。

今年（一九九七年）四月から近藤医師は、循環器内科のシニアレジデントとして、〝愛着〟のある「憩の家」で研鑽《けんさん》を積む。

＊ おぢば……ぢばとは、親神様が人間を創造された元の場所、天理教教会本部神殿の中央の地点を指す言葉。その周辺の地域を含めて「おぢば」と言ったり、親なる神様がおいでになる所という意味で「親里」と呼んだりする。

真心の〝味〟を

　三月三日（一九九七年）午前六時。夜明け前の寒さが漂う中、地下一階の調理場を訪ねた。ドアを開けると、白い湯気と喧噪《けんそう》が一気にあふれ出す。朝食の準備は、早くも終盤。十人ほどの職員が忙しく立ち動く室内は、熱気に満ちていた。約八百五十人に及ぶ入院患者の食事を一手に引き受ける、まさに「憩の家」の〝台所〟だ。

病院給食の〝鉄人〟

　六時二十分の配膳《はいぜん》開始を間近に、出来上がった食べ物が次々と盛り付けられる。その動きは素早く、実に無駄がない。「今朝は普通食が五百、治療食が二百五十。まあ、普段通りですね」と前田稔・現場主任（52歳）。手元では、おもしろいようにエビの皮がむかれていく。

糖尿病食や心臓病食など、治療食が全体の約三割。病状やその程度によって、量や材料、メニューそのものが変わってくる。食事もまさに〝治療の一環〟。量、種類ともわずかな間違いも許されない。

三十六人分の食膳を積んだカート（台車）を前に、前田主任は最後の点検。「要は、制限されるものの量で計ればいいんです。糖尿病ならエネルギー、腎臓《じんぞう》病ならタンパク。エネルギーは一単位が八〇キロカロリー、タンパクは一単位三グラム……」と話を続けながらも、鋭い視線は、それぞれの食膳に付けられた札に注がれる。

「必要なものは全部、札に記されている。慣れれば何てことないですよ」。だが、主食はおかゆ、おもゆなど十種類。さらに、数種類の副食と組み合わせて。もちろんカロリーなどは計算済み。また、パンやサラダを加えたり、食べやすいように細かく刻んだりすることも。治療における食べ物の大切さを熟知していなければ、できる作業ではない。

心に〝温かい〟食事を

七時四十三分。わずか五分で自分たちの朝食を済ませると、早くも昼食の準備が始まる。この日はひな祭り。ちらしずしにイチゴが添えられた。「入院していると、どうしても時節に疎くなる。少しでも季節感を味わってもらいたくて」と前田主任。すべての食膳に、手作りの「ひな祭りカード」が添えられた。

厚生省は近年、病院給食に「適時適温食」の指導を始めた。とかく不評だった病院給食にも、適当な時間に、程よい温度の食事という、当たり前のことが求められるようになったのだ。これを受け多くの病院では、あらかじめ調理した食材を購入したり、前日に作り置きし、電子レンジで温めるだけというケースもある。

だが「憩の家」では、配膳時刻から逆算し、ギリギリに調理にかかる方法を選んだ。当然、手間は掛かる。「単に温かいだけで、本当に喜ばれる食事なのか。それが出発点でした」と前田主任。「入院生活の中で、食事は最大の楽しみの一つ。本当に温かい料理を食べてもらいたくて」

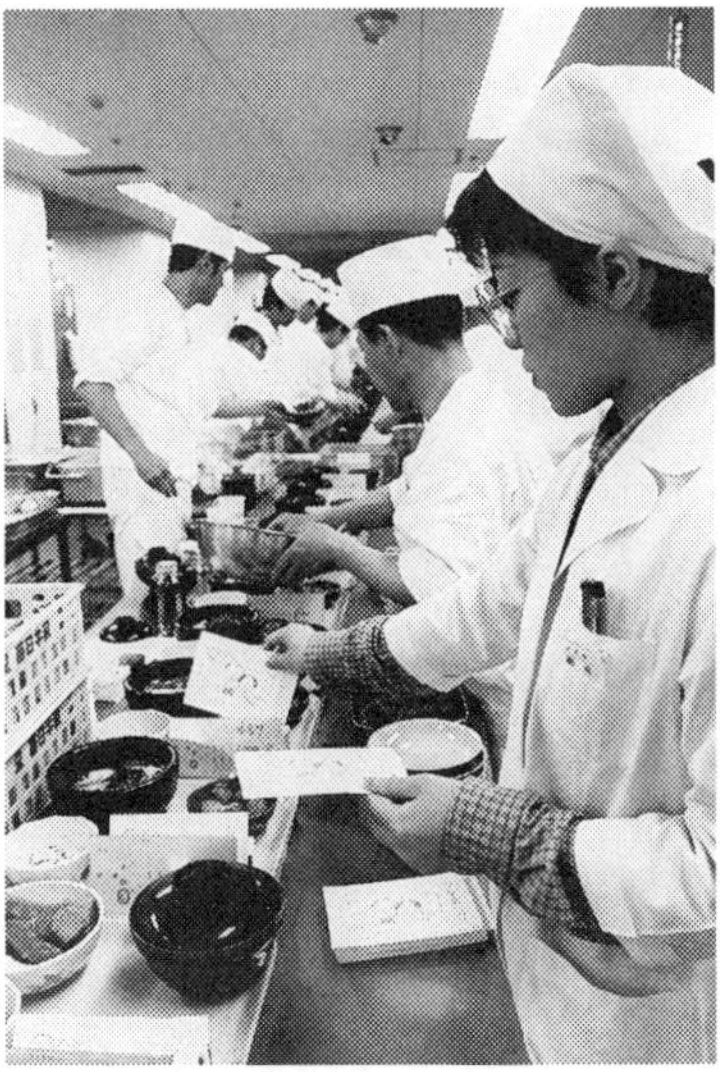

この日は手作りのひな祭りカードが添えられた。そんな真心は、まさに〝隠し味〟

そんな心配りは随所に表れている。この日、治療食として、すしの代わりに用意されたおでん風の煮物を、調理師が細かく刻んでいる。「お年寄りの方に」という一センチ角の具は、再び元の形に盛り付けられる。まるで立体のジグソーパズルを見ているようだ。「病状によっては、刻んだり、すり潰《つぶ》す場合もある。でも、味気ないですよね。魚であれば身をほぐし、骨を取る。でも仕上げは、魚の形にまとめて、皮をかぶせる。少しでも舌や目、体や心にもおいしく食べてもらいたくて」。そんな心は、まさに〝隠し味〟となっているのだ。

各病棟に送り出されるカートを見やりながら、粒来紀・給食課長（56歳）は、「みんな腕のいい調理師。どの店の厨房《ちゅうぼう》に立っても、恥ずかしくないと思っている。三度の食事の一つひとつが、真心の結晶なんです」。

✣

一週間後の三月十日。ひな祭りの日に添えたカードが数枚、給食課に帰ってきた。どれにも、「ありがとう。おいしかったです」などとメッセージが書かれていた。真心に真心でこたえた一枚一枚のカード。台所で働く彼らにとって、〝勲章〟になっているに違いない。

心もリハビリ

北別館三階にあるリハビリセンター。ここには連日、約百二十人が訪れる。車いすに乗った人、また歩行器やつえを使う人。中には、ストレッチャー（搬送用ベッド）で運ばれてくる人もいる。

共通しているのは、失われた身体の運動機能を取り戻し、一日も早い社会復帰を願う姿。皆、痛みをこらえ、懸命に訓練に励む日々を送っている。

力生むベッドサイド

午後五時半、朝から二十人余りの訓練を終えた、理学療法士の安田寿主任（42歳）は、センターを出て足早に階段へ向かった。行き先は、五階の呼吸器内科病棟。

「こんにちは。調子はどう?」と安田主任。人工呼吸器を着けた七十六歳の女性が、小さくうなずく。「さあ、きょうも頑張ろうね」。安田主任は声を掛けて、女性の右足に手を伸ばした。

ベッド上で長い日々を過ごす中、ひざや足首が委縮しているのだ。安田主任は固くなった関節を、丹念に、繰り返し動かしていく。

表情がこわばるたび、「ほら頑張って」「もう少しだよ」と言葉を添える。女性はうなずくと、痛みをこらえ、懸命に足を動かそうとする。六畳ほどの病室には、安田主任の掛け声と、患者の荒い息使いだけが響く。

使わなければ、身体の運動機能は衰えていく。長期間ベッドに寝ていると、動かせない下半身の筋肉はやせ細り、回復に時間がかかる。結果、入院生活が長引いてしまう。そのため近年では、疾患の治療と平行して、運動機能の早期回復を目指す対応が求められている。

「憩の家」では、こうした課題に開所当初から取り組んできた。その一つが、ベッドサイドに出向いてのリハビリ。十四年前には、専門のリハビリセンターを発足、より積極的に患者の早期機能回復を図ってきた。

センターでの訓練が終了する午後五時。理学療法士、マッサージ師などのスタッフは、センターに来られない患者の病室を回る。担当するのは一日三、四人。そのため、帰宅するのは七時を回ることが多い。

「確かに大変だと思うこともあります。でも、少しでも早く、センターに来られるまでに回復してほしい。そして、一日でも早く社会に復帰してほしい」。安田主任はそう言うと、足早に次の病室へ向かった。

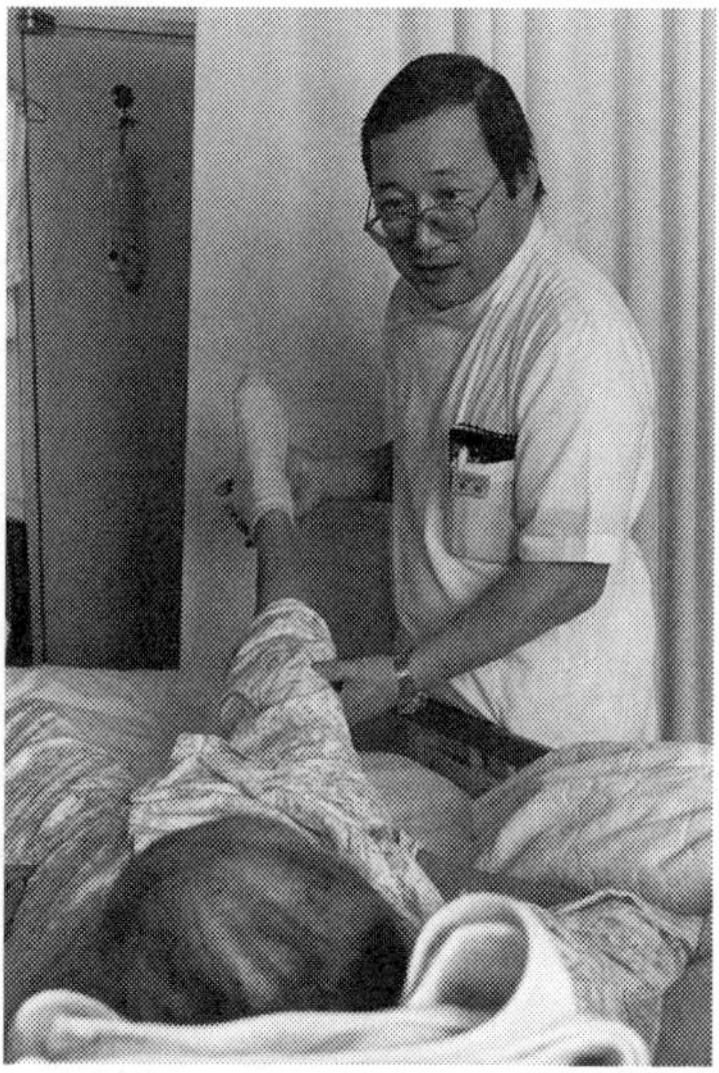

ベッドサイドでのリハビリを行う安田主任。盛んに声を掛け、患者の心のしこりを溶かしていく

前向きの心に

センターの訓練開始は、朝九時。入り口のカーテンが開くと、受け付けを済ませた人が次々と入ってくる。関節の運動や歩行訓練。また電気治療や水治療を受ける人など。訓練室では、六人の訓練スタッフが、患者の間を忙しそうに往復する。

安田主任は早速、車いすで訪れた五

十一歳の患者の、関節の運動に取り掛かった。脳内出血による半身不随の女性。「きょうは調子いいねえ」「この間の話、聞かせてよ」。雑談を交えながら、固くなったひざの関節を動かしていく。「早く家に帰りたいね」。患者のつぶやきに、安田主任は「大丈夫、焦ることはないよ」と笑顔を返した。

患者は皆、回復に対する不安と焦りを持つ。「そうした悩みを受け止めるのも、私たちの大切な役目」と安田主任は言う。

同センターでは一昨年から、「少しでも患者の心が前向きになれば」とのスタッフの発意から、患者が制作した作品を展示している。写真、造花、張り絵など、これまでに寄せられた作品は数多い。受付横の「Welcome（ようこそ）」の英語の札も、患者の作品だ。

「大切なのは、きっかけ。一つの作品の完成が、本人の自信になり、ほかの患者の意欲にもつながる」と安田主任。「社会復帰に向け、本当に必要なものは、患者本人の気持ちなんです。もちろん身体の訓練も重要だが、前向きに取り組んでいく心、明るい心を持ってもらうことが、回復への早道。患者との触れ合いを通し、われわれが少しでも、その手助けができたら」。そう言うと、再び訓練室へ戻って行った。

人の痛みを知る

七階、中央手術部に隣接する「麻酔科」の表示に「ペインクリニック」と併記されている。いわゆる「痛み外来」。月、水、金と週三回、痛みだけでなく、さまざまな〝しびれ〟や〝まひ〟の治療に取り組んでいる。

「私が着任したころには、もう取り組みが始まっていましたから、かれこれ二十年」と、麻酔科の西和田誠部長(48歳)。全国的にみても、導入は早い。

麻酔科といっても、麻酔をかけて痛みをとるのではない。治療の中心は「神経ブロック」。主に歯科などで用いる局所麻酔薬を用い、脊髄《せきずい》神経や交感神経などに直接、もしくは周辺に注入する。効果は三十分から六十分。この間に病変部の血行が改善され、痛みの元となる物質を洗い流したり、腫《は》れや凝りを軽減する。人体の持つ自然治癒力に手を添える、無理の少ない治療法だ。しかし、神経そのものにかかわるだけに、高度な技術が要求される。

針先に願いを

手術用ゴム手袋をはめた塩見由紀代医師（29歳・シニアレジデント）の細い指が、ベッドに横たわった患者の首すじを探る。第六頸椎《けいつい》の横突起を探り当て、そこから胸もと方向へ約一・三センチ。人さし指と中指で刺入点の皮膚を押さえ、右手に持った注射器の針を第七頸椎横突起に向けてスッと差し込む。繊細、かつ滑らかな、その指の動き。ゆっくりと一定の速度で、薬液が注入される。

患者は、腕の血行障害による痛みに苦しんできた五十代の男性。毎週、この「星状神経節ブロック」を受けに来る。「気分は悪くないですか」「痛みはどうですか」。注射器を片付けながら、塩見医師が声を掛ける。反応で容体を確認、もしもの急変に備えているのだ。

診察室兼処置室は、専用の特殊ベッド一台とストレッチャー（搬送用ベッド）三台、塩見医師の診療机が一つ。本来は、手術後に麻酔の覚めるのを待つ「回復室」だが、合間をぬって治療も行われている。

「痛みは本人にしか分からない。検査では測れませんから。少しでも、除いてあげられたらと思って」。カルテに記入する手を休め、塩見医師が言う。自身、大学時代から胸郭出口症候群に悩まされてきた。肩から腕にかけて走る鈍い痛み。眠れない夜もあった。しかし、他人には分からない。そんな経験が、「憩の家」に来て、精神科志望から麻酔科にと変えさせた。一昨年暮れには半年間休職し、医大で〝修行〟をしてきた。

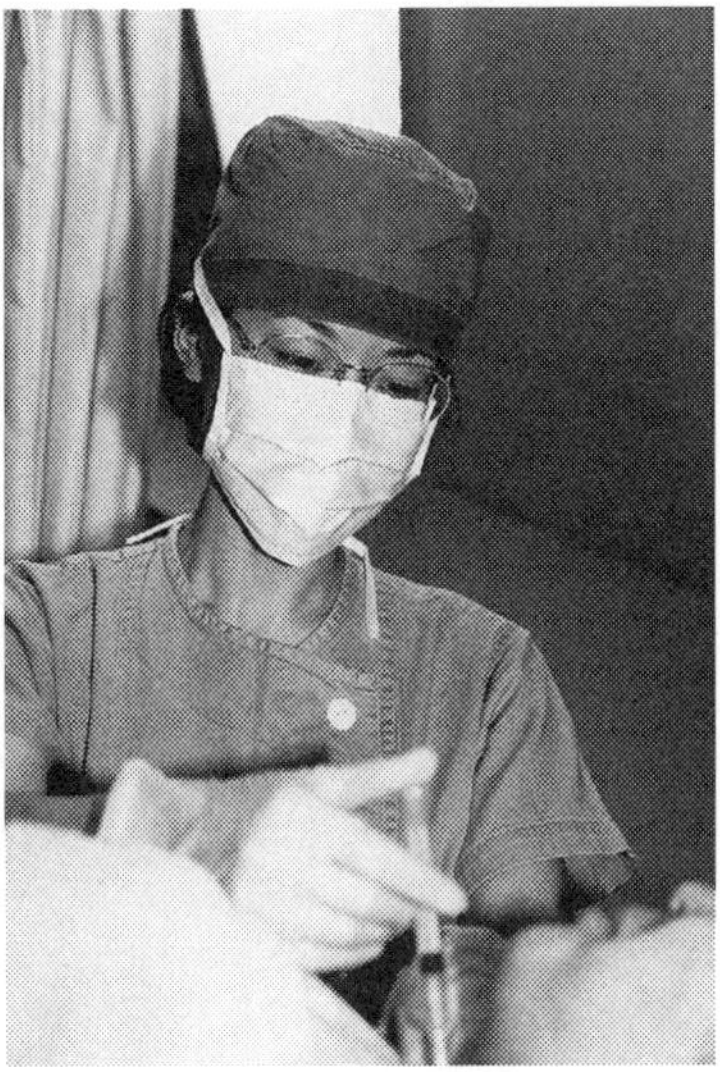

長く続く痛みは、患者の心を傷つけ、生活をも壊してしまう。ペインクリニックは、その痛みを知り、回復に手を添える

痛みを除く心くばり

処置室の入り口にあるいすから、小学生の男の子が室内をうかがう。「注射されるかな」。付き添いの母親が、ふるえる少年のひざ頭を押さえた。

「痛くない注射の仕方ってあるんですよ」。手際よく注射器に薬液を吸い上げながら、塩見医師が言う。「針は素早く刺し、薬液の注入はゆっくり。抜くときは優しく」。なるほど、言葉通りの手技。「針を刺す周囲の皮膚を押さえると、その圧迫感が先に立って、針の痛みをあまり感じないんです」とも。使用する針は27ゲージ。一般的な注射針は23ゲージだから、はるかに細く、痛みも少ない。それでもなお、心を配る。

「激しい痛みを経験した人ほど痛みに敏感」だという。針を刺し、薬液を注入する間も、塩見医師は絶えず言葉を掛け続ける。不安を和らげるためでもある。

「痛みの感じ方は、個人差がある。感情や性格との関連も深いんです。不安傾向のある人が痛みを強く感じたり、激しい痛みが不安傾向を深めたり。適切に処置しないと悪循環が起きてくる。痛みを除くことによって心も明るくなり、生きる意欲もわいてくるんです」。塩見医師のメガネの奥の目が、強く光った。

日進月歩で進む医療。しかし、病気の治療には熱意があっても、痛みの訴えには積極的でない医師も、まだ少なくないという。それが、結果的に治癒を遅らせる場合すらある。〝人の痛みを知る〟とは、医療の現場でもまた、大切な言葉のようだ。

〝声〟を取り戻す

金曜日の昼下がり。木造の「憩の家」東分室で、奈良交声会（田中長輝会長）＊の教室が開かれていた。喉頭《こうとう》の摘出手術などによって音声機能を失った人たちが、お互いに励まし合いながら、第二の声（代用音声）を身に付ける訓練をしている。「コン、ニチハ」「ワカリ、マスカ」。ピンと張った首筋。真剣なまなざし。明るく前向きな姿からは、自らの力で再起しようとする意気込みがひしひしと伝わってくる。

代用音声には、「食道発声法」「パイプ式人工喉頭」「電池式人工喉頭」の三種類がある。パイプ式は口腔《こうこう》と気管孔をパイプで結び、その中間に置かれた笛を振動させて音を出すもの。また、電池式は頸《けい》部皮膚に当てると比較的簡単に発声することができる。

一方、食道発声法は、食道内に空気を送り込み、その食道内の空気を絞り出して発声する。コツを完全につかむまで、数カ月に及ぶ練習が必要とされるが、衛生的で、両手も自由に使え、臭覚の回復にもつながるため、まずは食道発声法から取り組むのが原則。教室では、同じ境遇にある人が、マンツーマンでコツを伝授。「何度も何度も練習を重ねて、初めて『ア』という原音のゲップが出た時の喜びは、今も忘れることができません」と皆が声をそろえた。

声か命か

昨年四月、喉頭がんを患った、ある教会の前会長（70歳）。声か命かの選択を迫られても、手術をかたくなに拒んだ。だが、同じ体験を持つ教会長が、「とにかく、まずは生きることだけを考えよう」と、説得に駆けつけ、ようやく手術に踏み切った。
「手術後は、本当に明るく前向きになられて、『教会でまた、神様の話をしたいんや』と、懸命に努力をされていました」と、49病棟（耳鼻咽喉《いんこう》科）の堀畑佐知子婦長（36歳）も感心するほど。退院してからは交声会に欠かさず参加。「皆の顔を見たり、話をすることによって、気持ちの落ち着きを取り戻しては、おたすけにも出向いています」

現在入院中の男性患者（49歳）は、喉頭摘出手術後、一カ月以上も口から物を食べていない。「でも、早く良くなって長生きしたいという気持ちが一番ですから。交声会に参

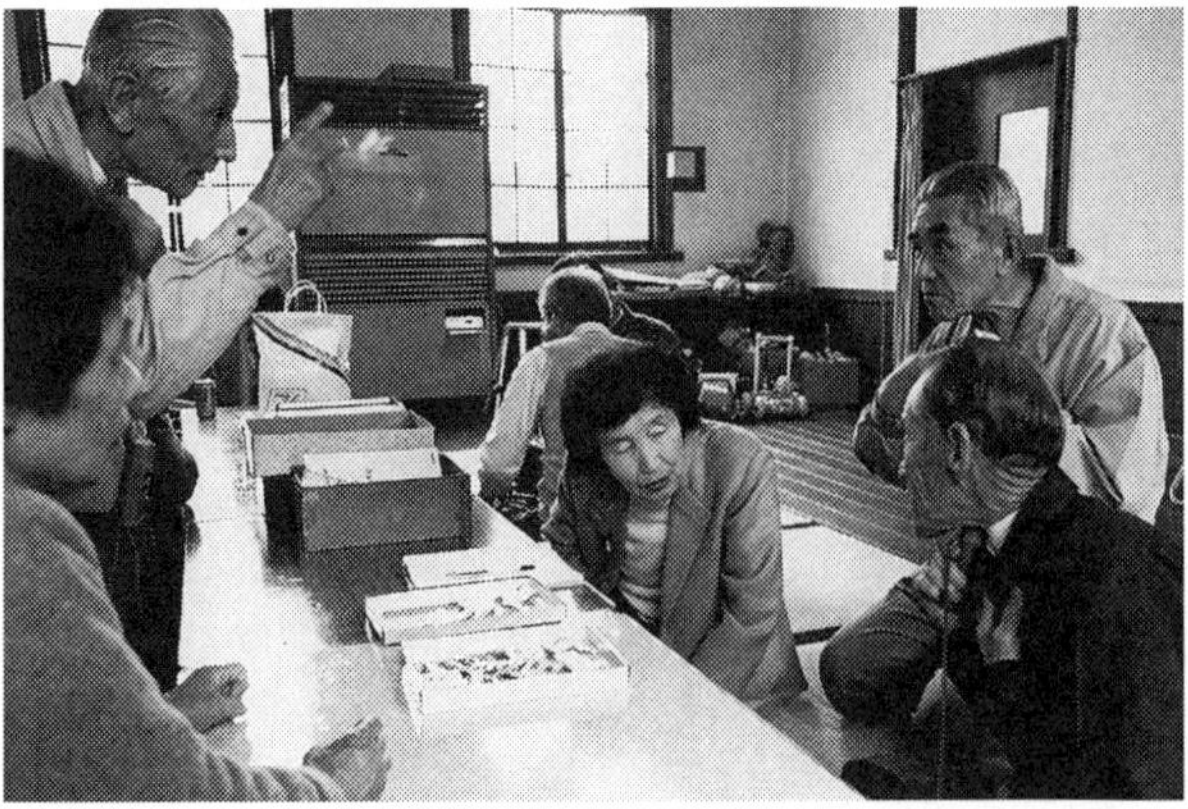

取り戻した声で会話を楽しむ人々。文字通り、憩いの場となっている

加して安心できたし、もう頑張るしかありません」

明るく前向きに

毎月第一・第三金曜日に開かれる教室を心のよりどころとして、奈良県内や近隣府県から大勢の人々が集まってくる。教祖《おやさま》誕生祭が勤められた四月十八日は十数人が参加。名古屋市で同じ趣旨の会に参加している教会長も、参拝の帰路、たまたま前を通りかかって激励に訪れるなど、おぢばならではの光景も見られた。

教室も半ばに差しかかったころ、66病棟に入院中の女性患者（62歳）が、看護婦に付き添われて姿を見せた。交声会と密接な関係を持つのは49病棟だが、まれに他の病棟の患者がかかわることもある。

この患者は、気管切開によって声を失った。病棟でのコミュニケーションは筆談や口の動きを見て行っているが、決して十分ではない。患者の気持ちも沈みがちなため、この教室で元気を取り戻してもらおうとの病棟側の配慮で、初めて見学にやってきた。けれども、不安げな表情は背後からも見て取れた。

応対した田中会長は「しゃべれるようになるから心配せんでいいよ」と、食道発声法やパイプ式人工喉頭を使って、優しく説明を進めていく。次第に気持ちを和らげてきた患者は、やがて意を決したように、電池式人工喉頭を手に取り、頸部に当てた。「あ」「い」「う」……。弱々しいが、はっきりと聞き取れる。時間が来て、病棟に戻る患者の表情は、明らかに最初とは違っていた。「頑張ってね」「また来てね」。部屋を出ていく患者の後ろから声が飛ぶ。明るく前向きに困難に立ち向かう参加者やその家族の優しさが、おだやかな陽光が差し込む木造の建物いっぱいに広がった。

「『ア』がやっと、言えた声出た、散歩道」「声無くし　コミュニケーション　ままならず　同じ悩みの　集い楽しむ」

（奈良交声会創立二十周年記念誌から）

＊　東分室……この建物は後に取り壊され、交声会の教室および「言語外来」（98ページ参照）の診療は、現在は南別館で行われている。

白衣姿の案内人

一階ホールは、入り口側左手のカウンターが初診受付。正面には、診察カードを差し込む六台の再来受付機。その隣、ホール中央には「総合案内」のカウンターが位置する。再来受付は午前八時から始まっており、三十分遅れて初診受付開始。この時刻、再来の申し込み者はかなり減った。しかし、初診受付カウンター前では、手続き方法がのみ込めず戸惑う姿も。総合案内の三澤喜美子看護婦（60歳・看護部嘱託）は案内カウンターを出、初診申込書を記入している机へ歩み寄った。三澤看護婦は白衣姿。診察室と同じような口調で、「どうなさいました。紹介状はお持ちですか」と声を掛ける。

〝何でも屋〟

目をしばたたかせ、診察申込書に見入る老婦人。「皮膚科を受けたいけど、字が細かくて見えへん」。三澤看護婦は、代筆を申し出た。「お名前は」「保険証はお持ちですか」。ゆっくりと問い掛け、記入欄を指で示しながら書き込む。ペンが進むにつれ、婦人の表情は徐々に和らいだ。三澤看護婦は、「これを持って、二番の窓口へ行ってください」と行く手を指し示した。

婦人が去ってしばらく後、若い男性が声を掛けてきた。「赤ちゃんの顔に湿疹《しっしん》ができたんですが、小児科でしょうか、皮膚科でしょうか?」。問いを受けて、三澤看護婦の温和な表情が引き締まった。「この白衣を信頼しての相談。いいかげんな返事はできませんでしょう」

案内カウンターに戻ったのは、午前十時すぎ。ひと息つく間もなく、老婦人がやってきた。苦しげな声で、「おなかが痛い。おなかが」。三澤看護婦の隣の内田禮子看護婦（61歳・看護部嘱託）が病状を尋ねるが、とにかく「おなかが痛い」を繰り返すだけ。内田看護婦は、老女の診察カードを預かり、「おなかに関係する科があるか、やってみましょうね」と、再来受付機に挿入。すると、これまで受診した診療科を示すランプが七つ点灯。その中に、消化器内科があった。付き添いの人に受診手続きを伝えると、自身は小走りで正面玄関へ。車いすの借用を手配した。「患者さんを見ていると、体が自

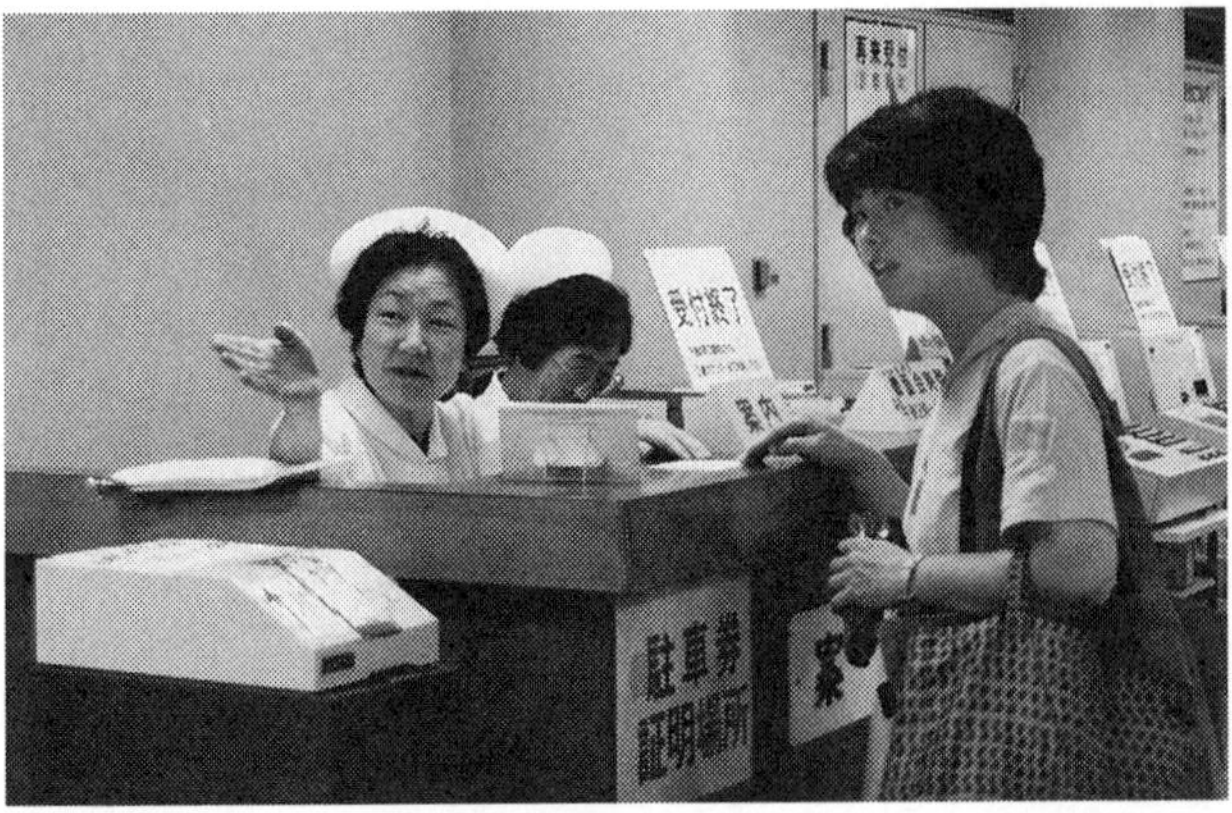

あらゆる相談に即時対応が求められる総合案内

然に動いちゃうんですよ」と内田看護婦。

その後も、「バスの時刻表はどこにあります?」「診察券をなくしたんですが」「千円札を五百円と百円玉にくずしてほしいんやけど」と、来院者からの相談は途切れない。むせるような人いきれと、〝何でも屋〟のような応対。二人の額には玉の汗が光る。

この日、総合案内に寄せられた相談は二百五十件を超えた。それでも、「いろんな人と出会えることが楽しみで。若い看護婦から『ここの〝看板娘〟になったのね』と冷やかされることもあります」と、内田看護婦がほほ笑んだ。

看護婦生活の〝詰め〟

今年（一九九七年）三月、それまで医事課の管轄だった「総合案内」が看護部に移行した。その理由を新納《にいろ》京子副院長（看護部長兼任）は、「来院された患者さんで、どの診療科に行けばよいのか分からない人は多い。病状を聞き、適切な診療科に案内する。また、車いすの手配や家族との連絡など、総合案内で対応する業務は幅が広い。そこで、医療に関する知識と経験、院内の状況に詳しい看護職が適任ではないかと判断したんです」と言う。

初めての試み。着任した内田看護婦と三澤看護婦はどちらも、ここのベテラン看護婦。内田看護婦は平成四年から昨年（平成八年）三月まで、看護副部長の要職も務めた。

四年前には、大腸腫瘍《しゅよう》の切除手術も経験したという内田看護婦。「手術前のつらさや不安は、私も体験しました。『私も手術しましたが大丈夫でしたよ』と、不安を感じる人たちに伝えてあげたい。これまでの経験を生かし、総合案内を私の看護婦生活の〝詰め〟にしたいと思って」と、引き受けた胸の内を話す。

しかし、患者と接する密度が薄れたことに、少し寂しさを覚えるとも。それは三澤看護婦も同じ。二人で話し合い、「『憩の家』に勤めていること自体が親神様のご用。その中で私たちで役立つことがあれば、いいじゃない」。二人は看護ようぼくの原点を確認した。

そんなある日、内田看護婦は旧知の患者から声を掛けられた。「婦長さん。以前より、優しい顔になりましたね」と。

❖

午後六時すぎ。一人の男性が、「近くの公衆浴場を教えてもらえませんか。息子が入院して、付き添いに来ているんですが、きょうは久しぶりに私もふろに入れそうで」と尋ねてきた。内田看護婦は一階の職員に所在を聞いてまわり、さらに当の銭湯に電話をかけて道順を確認。男性は、重ねてお礼を言い、立ち去った。

「看護婦は、いつだって患者さんの役に立った時、生きがいを感じるもの。この仕事では、これまでに増して、看護婦としての経験が生きているようで」と内田看護婦。うれしそうに笑みを浮かべた。

命つなぐ輸液

五階、56病棟（腹部外科）奥に「ＩＶＨセンター」がある。午前八時前、江本真美看護婦（26歳）は出勤早々、入院患者の病状を記したファイルを手にケアの準備を始めた。

ＩＶＨとは〝中心静脈栄養〟の略。「中身はブドウ糖などが入った高カロリー輸液。いわゆる栄養です」と、同センターの主任でもある松末智・腹部外科部長が教えてくれた。

現在、「憩の家」でＩＶＨを必要とする患者は、腹部外科、内科、小児科など複数の病棟に合わせて二十人。「消化管が使えない、あるいは手術前後の絶食で食事のとれない人たちが、必要なカロリーや栄養素を補うのです」。患者は、お年寄りや青年、生後間もない乳児とさまざま。中には、数年間食べ物を口にしていない患者もいる。

他に先駆けて

「つい三十年ほど前まで、食事がとれないことは死につながった」と松末部長。「憩の家」に導入されたのは、二十八年前。アメリカで技術が確立された翌年のことだ。

通常、点滴などは腕から投与される。だがＩＶＨに用いる高カロリー輸液は、血管が詰まる危険性がある。このため、注入は心臓のわきを走る大静脈へ。患者は右鎖骨部から直接大静脈へと通された管（カテーテル）を通じて、ほぼ終日かけて〝食事〟をとる。

しかし、体の中心部へ直接注入するだけに「ちょっとの感染が、重い合併症など取り返しのつかない事態を起こすことも。いかに清潔に保つかがＩＶＨの命」と話す。

導入当時の日本では、ＩＶＨの管理体制は担当の医師や病院によってさまざまだった。そして、約三割が合併症に苦しんでいたという。だが、「統一されたシステムと専門部門があったアメリカでの発生例は、ほとんど皆無。早速、海を渡りましたよ」。

帰国後、「憩の家」では松末部長を中心に、医師、看護婦、薬剤師、臨床検査技師らが緊密に連携。こうした危険性を限りなく低く抑えることを実現した。「患者本位の医療に即時対応する『憩の家』だからこそ、チーム医療も導入することができた」と松末部長。同センターは、全国でも稀《まれ》なＩＶＨ専門部門の〝先駆け〟として、関係者の間で注目されている。

薬剤師は患者の年齢や体格、体調、病状など一人ひとりに応じた輸液を調整。輸液や使用される用具の無菌管理には臨床検査技師も加わり、患者の定期的な検査も実施している。松末部長は、「ＩＶＨは最先端医療技術。〝食事〟を代用するのですから、豊富な知識と寸分違わぬ技術が要求されます」と話す。

心を〝満たす〟

江本看護婦は、そんなチーム医療の一端を担う看護婦の一人。看護婦としての四年以上の経験と、講習による専門的な知識を身に付けた「ＩＶＨナース」。胸には「ＩＶＨ」のバッジが光る。専属看護婦として勤めて一年半がたつ。

この日訪ねたのは、消化管を患っている三十代の男性。絶食して二年になる。「おはよう。調子はどう」。軽やかに声を掛けながら、カテーテル挿入部を丹念に消毒。ケアが終わっても、飾り気のない言葉のやりとりがしばらく続いた。

間もなく、次の病棟へ。待っていたのは眼《め》の手術を間近に控えた初老の男性。江本看護婦の顔を見るなり、堰《せき》を切ったように話し始める。その言葉に、時折うなずきながら、カテーテルの具合をひとしきり確認。気を使ってか話を終えようとする男性に、「きのうの話の続き、聞かせてよ」。しばらくして、「ああ、すっきりした」と、男性は目を細めた。

「私にできることは、心の痛みや苦しさをただ聞かせてもらうこと。だから勤務時間は、できるだけ患者さんのために使いたくて」。ファイルや器具の整理、ＩＶＨの知識を深めることも欠かせない仕事だが、「どうも時間の使い方が下手。いつも夜になるんです」と頭をかいた。

江本看護婦は、「ＩＶＨは患者の〝命の綱〟」だと言う。「食事が口を通らなくても、十分な栄養を摂取できるのは合理的」と。一方で、「十分な栄養摂取を可能にし、空腹感もいくらか和らぐけれど、味や舌触り、歯ごたえなど、食の楽しみまでは補えない。そんな患

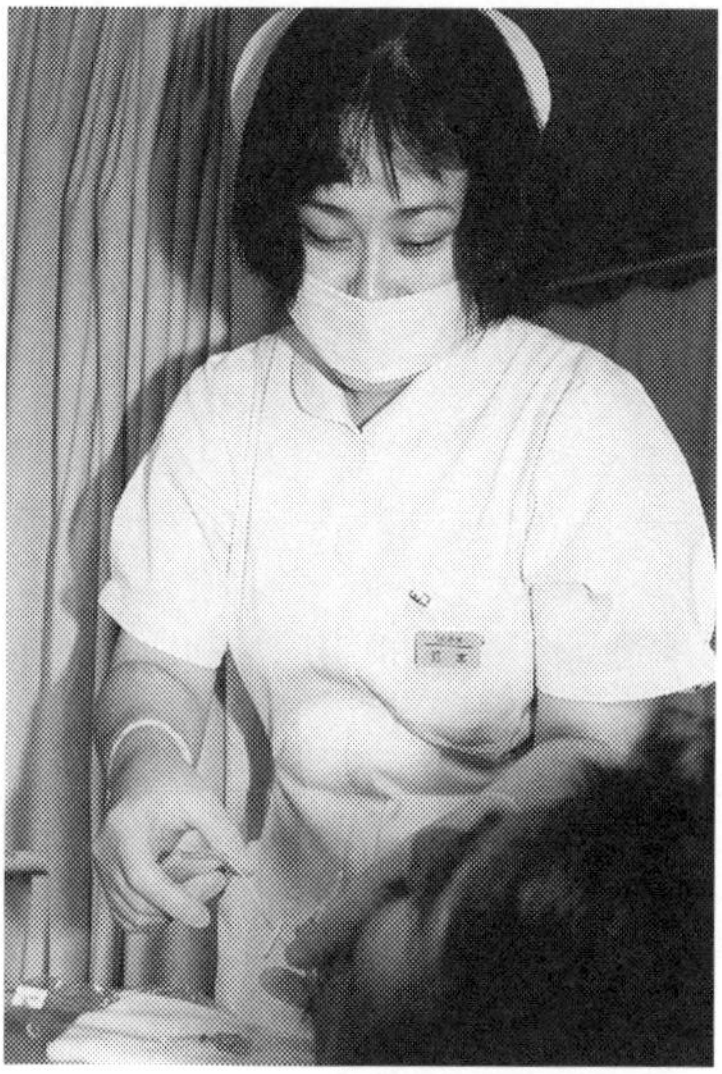

ＩＶＨは、経口摂食ができない人の命をつなぐ先端医療。現場では徹底した感染予防と〝心のケア〟も求められる

者さんの心を少しでも〝満たす〟ことができるように心を尽くしたい」。

医師、薬剤師、臨床検査技師、看護婦。それぞれの、さまざまな祈りが込められたＩＶＨ。江本看護婦は〝祈りの結晶〟を手に、次の患者の元へと足を急がせた。

〝低い心〟をつくる

第二土曜日の午後一時、「憩の家」前の市道に、勤務を終えた職員五人が集まってきた。顔触れは、岡本正美・庶務課係長（52歳）、柳瀬由利子・在宅世話どりセンター看護婦長（49歳）、小野喜雄・臨床検査技師（47歳）、宮西節子・同技師（47歳）、岩井啓介・放射線技師（34歳）の五人。職種も年齢もさまざまだ。

家庭での入浴が困難な寝たきりの高齢者や、重度心身障害者を対象にした「訪問入浴サービス」として月に一回、勤務終了後の院外活動。特別養護老人ホーム「やすらぎ園」が行う入浴サービスの一助を担っている。メンバーは、同園から借りた入浴カーが道路ぎわに到着すると、早速車に乗り込んだ。

身近なサービスとして

向かったのは、天理市西井戸堂町に住む七十五歳の寝たきりの男性宅。到着と同時に準備に取り掛かった。

まず、車から入浴道具一式を下ろす。床に敷くシート、浴槽、ホース、洗面具など手際よく家へ運び込む。続いて浴槽にホースを装着。入浴者の全身を支えるネットの取り付け。最後に、車に設置されたボイラーからお湯を注ぐ。わずか十分で、仮設の〃おふろ〃が出来上がった。

「やすらぎ園」では、昭和五十四年から市の委託で、訪問入浴サービスを行っている。「憩の家」のメンバーらも、同園がサービスを開始した当初から活動に携わってきた。

準備の途中、柳瀬婦長が男性のベッドへ向かった。訪問入浴では、原則として入浴前後の健康状態の確認が義務づけられている。柳瀬婦長は男性の血圧、脈拍、体温などを測り、入浴できる状態であることを確かめると、再び準備に戻った。

現在、メンバーは七人。その大半は、「憩の家」の有志らが行っていた無医村での医療奉仕活動に携わった面々。

「憩の家」では院内医療だけでなく、コンゴ（昭和四十一年〜同五十二年）、ラオス（昭

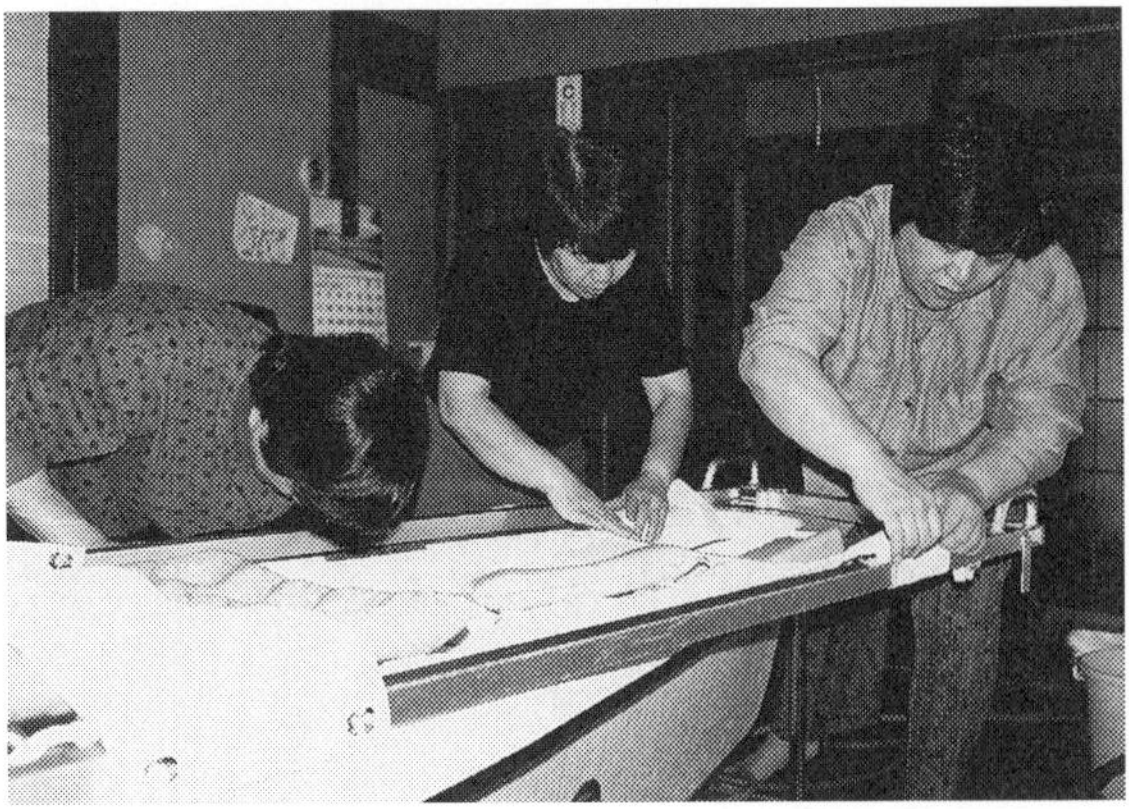

〝おふろ〟の準備を進める岡本係長（右）、柳瀬婦長（中央）ら。ホースやネットを手際よく装着する

和四十三年～同五十一年）での海外医療を行った。また国内では、無医村だった和歌山県古座川地区で医療奉仕を実施（昭和四十五年～平成二年）。寝袋、炊事道具などすべての生活用品を持参し、道路が未整備の集落へは医療機材を背負って訪ねた。

その精神は、「信仰者としての実働の場を、僻《へき》地《ち》無医村に求め、医療奉仕として展開する」というもの。「自分自身の修練のためと、自らの信仰信念を現場で見つめよう」という呼び掛けに、毎年二十人前後の若者が参加した。岡本係長、またメンバーの一人である木田光雄・臨床検査技師（48歳）らは、その中心メンバーとして活動した。

これと並行して、身近な所で「地域に役立つひのきしん」をと始めたのが、現在の訪問入浴。「気付いたら、もうすぐ二十年。早いもんですね」。岡本係長は笑う。

心を洗う

入浴の準備が整うと、男性を浴槽まで運ぶ。まずお湯の温度に体を慣らすために、ゆっくりとお湯につける。

体を洗うのは女性が担当。三人がかりで頭から順に洗っていく。「湯加減はいかがですか?」「シャワーをかけますね」。盛んに声を掛け、笑顔を送る。男性も「ウーン」と、気持ち良さそうな声を出した。

「私たちがやってるのは、本当にささやかなものなんです」と岡本係長。「高齢化に伴って、入浴サービスの利用者が急増している現在、月一回という少ない回数では、逆にやすらぎ園の方に迷惑をかけているのかも。正直言って、自分たちの自己満足でやってる面もあるかもしれないなとも思って」と。

「でも、月に一度でも活動させてもらうことによって、自分自身の信仰を見つめ直すことができる。奉仕といっても、なかなか〝させていただく〟気持ちになるのは難しい。日々の生活でたまった不足の心を、月一回でも洗わせてもらう。それが普段の仕事の

〝潤滑油〟にもなると思うんです」。そう言うと、入浴道具を車に積み込み始めた。

「明日はゆっくり休んで、月曜からまた〝低い心〟で頑張ります」。岡本係長は自らに言い聞かすように小さくうなずくと、入浴カーに乗り込んだ。

〝人間教育〟を柱に

六月八日（一九九七年）、天理医学技術学校で、第二十九回「臨検祭」が行われた。真新しい校舎に移って初めての学園祭。共通のテーマは「健康を脅かすもの」。「O《オー》157」「院内感染」「活性酸素」「花粉症」「エイズ」など、七つのテーマで展示発表。また、今回から臨床検査技師の仕事を見学者が体験できる「公開実習」も実施。併せて、模擬店やバザー、献血なども行い、学園祭ムードは盛り上がりを見せた。

「臨検祭」は、学生たちの研究発表の場であると同時に、臨床検査技師への一般の理解を深めてもらう機会。出雲正昭・実行委員長（20歳）は、「普段の勉学の枠から大きく離れず、なおかつ一般の人々にも興味を持ってもらえるようなテーマを選びました。少しでも参考にしてもらえれば」と、発表後の感想を話す。

抜群の〝国試〟合格率

天理医学技術学校は、「憩の家」が創設された翌年の昭和四十二年に、衛生検査技師の養成所として開校した。当初の名称は、「天理衛生検査技師学校」。その後、昭和四十八年に臨床検査技師の制度が改正され、同校も校名や修業年限を現在のように改めた。

昭和四十二年の開校式の席上、二代真柱《しんばしら》は学生に対し、「人間としての陶冶《とうや》、これを基礎とし、その上に仕込まれているところのものが技術であり、機械の操作である、というようにお考えいただきたい」と述べられた。その思いを受け継ぎ、同校では毎朝の全学参拝や「こどもおぢばがえり」*のひのきしんなど、他の管内学校と同様に信条教育を行っている。臨床検査技師を養成する学校は全国に八十六カ所（四年制大学を含む）あるが、宗教的な教育を併せて行っているのは同校のみ。

市村輝義・教務主任（49歳）は、「検査技術の習得は当然ですが、最近は〝親切な態度〟や〝祈りの心〟などの人間教育も、医療の現場から求められています。幸い本校には、お道の教理に基づく人間教育の素地がある。おぢばという恵まれた環境のもとで、教外からの入学者も、それを違和感なく受け入れてくれています」と話す。

また、同校は臨床検査技師の国家試験の合格率が抜群に高い。試験は毎年春、厚生省

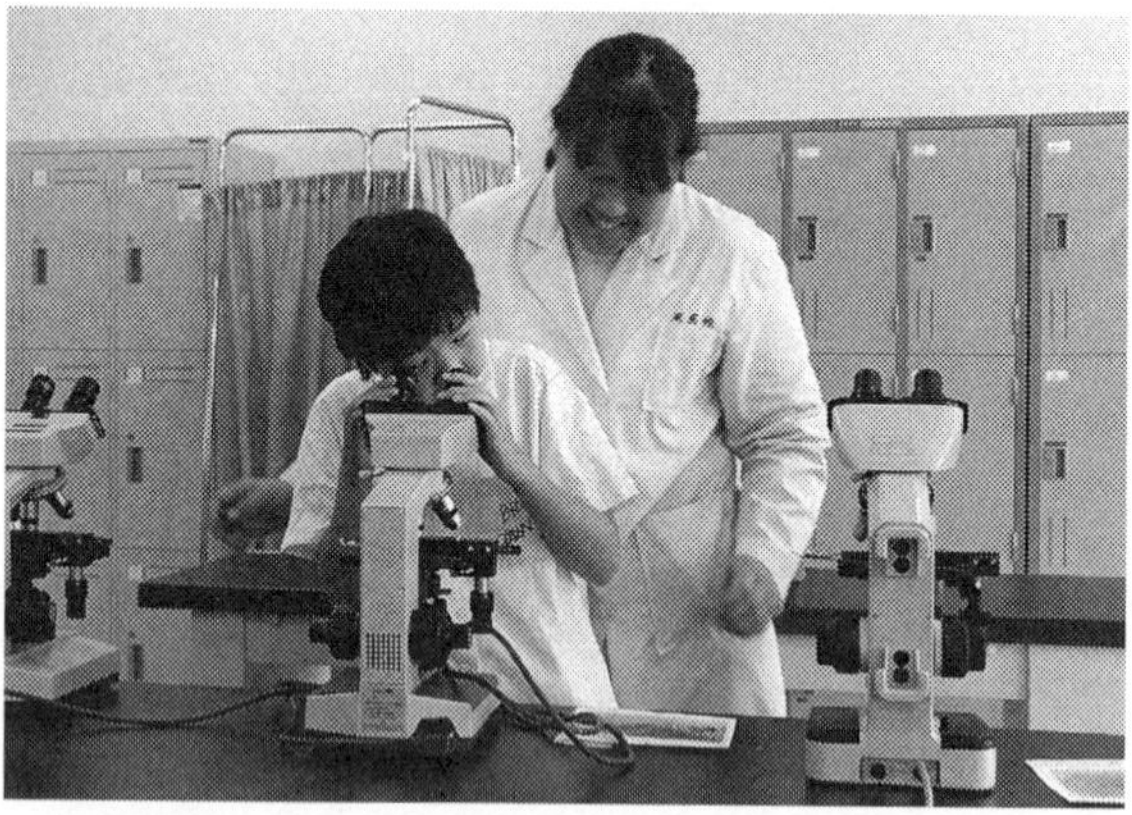

「臨検祭」の公開実習では、顕微鏡のピントの合わせ方から被写体の説明など、学生たちが事細かに紹介

が行うが、同校では教祖《おやさま》百年祭が執行された昭和六十一年から、合格率が飛躍的に伸びた。これまでの十二年間、三回を除いて合格率一〇〇パーセントが並ぶ。ちなみに、全国平均は六〇パーセント前後。市村主任は、「教祖百年祭を境に、特に優秀な学生が入って来たというわけではない。また、大きくカリキュラムを変更したわけでもない」と言い、「強いて言えば、『学校に頼らず、自分たちで頑張らないと！』と、強く言うようになったぐらいかな」。国家試験の好成績は、学生たちの自主的な努力によるものが大きいようだ。

自主的な努力

学生の自主的取り組みは、「臨検祭」にも表れている。研究発表に用意された模造紙は三十八枚。

すべて学生たちが作成し、それぞれにグラフやイラストなどが書き加えられていた。

学生たちは指示棒を手に、やや緊張した面持ちで来場者へ説明を始めた。みな少し早口だが、一語一語は確実。説明が終わらぬうちに、一般来場者から質問が飛び、学生たちは、戸惑いつつも返答を。三階では、顕微鏡を使っての標本観察や腹部エコーなどの「公開実習」。顕微鏡をのぞきこんでいた子どもが、「真っ黒で何も見えへん」と声を上げると、担当の学生がそっと横からピントを合わせ、被写体を説明した。

これらの企画は、昨年十月からテーマの検討を始めた。年末には学校内でアンケートを実施。「専門的な学術発表より、自分たちが関心を持ち、一般の人にも聞いてもらえるようなテーマで勉強してみたかった」と出雲実行委員長。今年の二月に共通テーマが決まり、その後は、学生たちで手分けして参考文献に当たり、「憩の家」で勤める臨床検査技師にも意見を聞いた。

育てられると同時に、育つ努力を続ける学生たち。天理ならではの〝校風〟も育ちつつあるようだ。

＊　こどもおぢばがえり……夏休みを利用して、子どもたちが天理市に集まり、さまざまな催し物を楽しむ。毎年約三十万人が参加する。

まず、足元から

院内の清潔さが評判の「憩の家」。大規模病院には珍しく、土足厳禁にしていることがその大きな理由。玄関で備え付けのスリッパに履き替えるが、他人が履いたスリッパに抵抗感を持つ人も多く、長年の課題となっていた。

そこで、二年前（一九九五年）にスリッパ洗浄システムを開発。除菌効果は検査でも実証されており、院内感染を防ぐ上で他の病院からも大きな注目を集めている。清潔に洗浄された温かいスリッパには、管理課の職員や、ひのきしんに携わる人々の真心も込められ、病院を訪れる大勢の人々の気持ちを和ませている。

病院の〝顔〟

午前八時前、待合室にはすでに二百人ほどが長い列を作っていた。川守田功・管理課保安係主任（60歳）は、額にうっすらと汗を浮かべながら、玄関口に姿を見せた。すでに三十分かけて周辺の清掃を済ませた後で、毎朝一時間早い出勤だ。主任・係長十一人が交替で、前日に使われたスリッパの整理に当たるなど、管理課の全員にひのきしんの態度が浸透している。

午前八時、川守田主任がインタホンで連絡を入れ、スリッパ洗浄システムが静かに作動する。外来患者の受け付けも始まり、人の出入りが多くなった。入って来る一人ひとりに「おはようございます」と声を掛けながら、スリッパを並べていく川守田主任。「久しぶりやね」「お大事に」。見慣れた顔も多い。「人とのつながりは私の財産ですから」と。

午前八時半を過ぎて、ますます人の動きが活発になった。天理高校第二部の英語教諭として三十年間奉職し、今年四月から保安係の一員となった高橋幸雄係員（62歳）も玄関に。足の不自由な人が来ると、駆け寄ってスリッパを差し出し、車いすに乗った人には、腰をかがめて履かせる。男子寮や女子寮の寮長として生徒たちと接してきた経験が、ここで生かされているという。

土田雄三・管理課長も、慣れた手つきでスリッパを差し出す。「旅館へ行けば、まず玄関でスリッパを並べてくれて、落ち着いた気持ちになるでしょう。それと同じ。教祖《おやさま》は『この家へやって来る者に、喜ばさずには一人もかえされん』と仰せくださった。おやさとやかたの一角にある『憩の家』でも、まず病院の〝顔〟である玄関での第一印象を良くしてもらって、訪れる人に少しでも喜んでいただきたい。そんな思いで皆、頑張っているのです」と言葉を継いだ。

除菌効果も実証

「憩の家」では、平成六年に先進的な医療廃棄物焼却システムを導入。その一年後、「院内感染を防ぐには、まず足元から清潔にする必要がある」と、焼却システムを造った会社とともに、スリッパ洗浄システムを独自に開発・製作した。焼却システムの廃熱を有効利用しているのが大きな特徴。スリッパも洗浄しやすい穴空きにした。

投入口のベルトコンベヤーに置かれたスリッパは、地下一階へと運ばれる。約五〇度の湯と洗剤を使って洗浄、約七〇度で乾燥させ、紫外線殺菌灯をくぐって、再びコンベヤーで一階玄関に。この間、約二十五分のサイクルとなっている。

昨年（一九九六年）、O《オー》157による被害が話題となり、大腸菌・一般菌・メチシリ

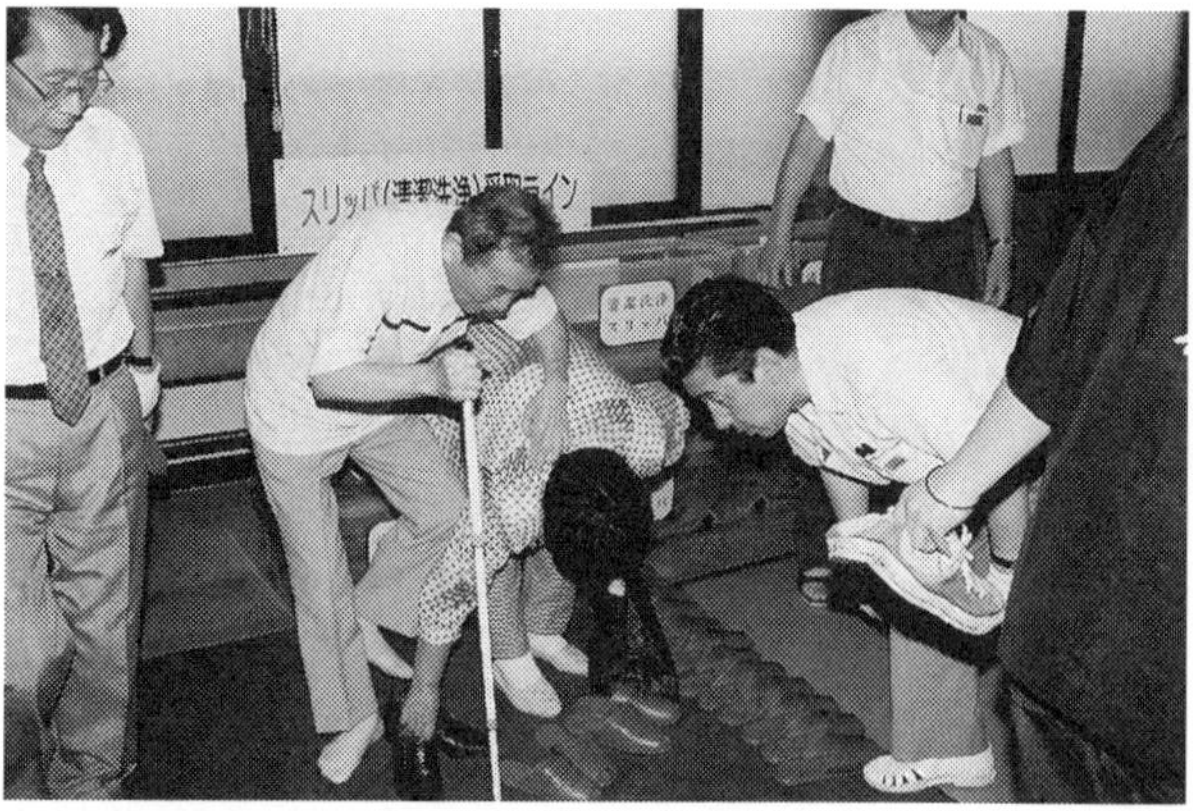

足元からのサービスは、訪れる人々の心を和ませている

ン耐性黄色ブドウ球菌（MRSA）・多剤耐性菌の四種について検査を行った。

その結果、外来用スリッパ・トイレ用スリッパとも、洗浄後の付着菌は全く検出されなかった（大腸菌は洗浄前も検出されず）。他の病院だけでなく、大学、商社、メーカーなど、各方面からの見学や問い合わせは、今も相次いでいる。

❖

「憩の家」を訪れるのは一日延べ一万人。午前九時を過ぎて、人々の出入りはますます激しくなった。だが、天理大学生のひのきしんも加わって、スムーズにスリッパへの履き替えが行われている。

「おぢばにいる間に、大学とは別の場所で人の役に立つことがしたかった」（国光早奈恵さん・国文学科三年）

「自分が健康で、何不自由なく生活できるありがたさを実感させていただいている。だから少しでも恩返しがしたい」（入江恵さん・英米学科三年）

「おはようございます」。「ありがとう」「ああ、もったいないことです」。スリッパを差し出す人と受け取る人の間で、さわやかな笑顔が行き交う。朝のあわただしさの中、病院を訪れる人々をいつしか優しい気持ちにさせていた。

命と心を〝ろ過〟

六月二十六日（一九九七年）、遠くに流れる雅楽の音が、六階の東に面する透析室にも響いてきた。この日も、午前九時前から人工透析が行われていた。患者も職員も「院内で一番眺めがいい」と口をそろえる病室。窓外には、初夏の日差しをいっぱいに浴びた神殿が青垣山にまぶしい。祭典の時刻を告げるように、神苑は参拝者であふれ始めた。

除湿された室内の温度は二七度。上原明彦・臨床工学技士（43歳）は、「透析は患者さんにとって重労働。リラックスしてもらえる環境づくりも治療の一環」。静かな部屋の中ほどに置かれたラベンダーの花が、目に心地よい。

命の綱

上原技士が出勤したのは午前七時。東側に面した透析室は朝日がたっぷり注がれ、入るなり額には玉のような汗が。「簡単に言えば、全身の血液をろ過させるのが透析。ちょっとした温度などの誤差が意識不明やショック状態を招くこともある繊細な治療法。それだけに、気温差の激しいこの時期は気を使います」。すぐに空調のスイッチを入れた。

腎臓《じんぞう》の疾患から透析を受ける患者は、全国でざっと十五万人。近年は透析機を含めた医療技術の発達が目覚ましく、二十年以上も透析を続ける患者も珍しくなくなった。年間約一万人のペースで増加の一途にあるという。

奥村秀弘・泌尿器科部長は、「腎臓は小さくても大切な臓器。腎臓の働きが鈍ると、不必要な水分や老廃物の排出ができなくなり、放置すれば命にもかかわる。人工透析は、まさに〝命の綱〟。近年は他の病気との合併症や、特に糖尿病性腎症の患者が急増している」と教えてくれた。

患者のほとんどが週三回、一回に約五時間かけて透析をしている。

「憩の家」の透析室には透析台が八つある。透析専門の施設に比べると決して多いとはいえないが、通院者や入院患者に加え、帰参者も積極的に受け入れているため、休む間のない忙しさだ。ただ、食事療法など複雑な事情を要するため、原則として修養科生は受け入れていない。

この日は五つの透析台を使用。中には毎月病室を訪れる帰参者もいる。「透析は規則的に行うのが大原則。やむなく月次祭《つきなみさい》の日を病室で過ごす人もいる」。そうした患者を考慮して、月次祭ごとに祭典の模様を伝える小型スピーカーを枕元《まくらもと》に設置するのも「憩の家」ならでは。埼玉から帰参した男性（41歳）は、「透析中でも、こうして参拝させていただける。申し訳ないが、ありがたいことです」。管（カテーテル）がつながる腕をかばいながら、流れる「みかぐらうた」にそっと手を合わせた。

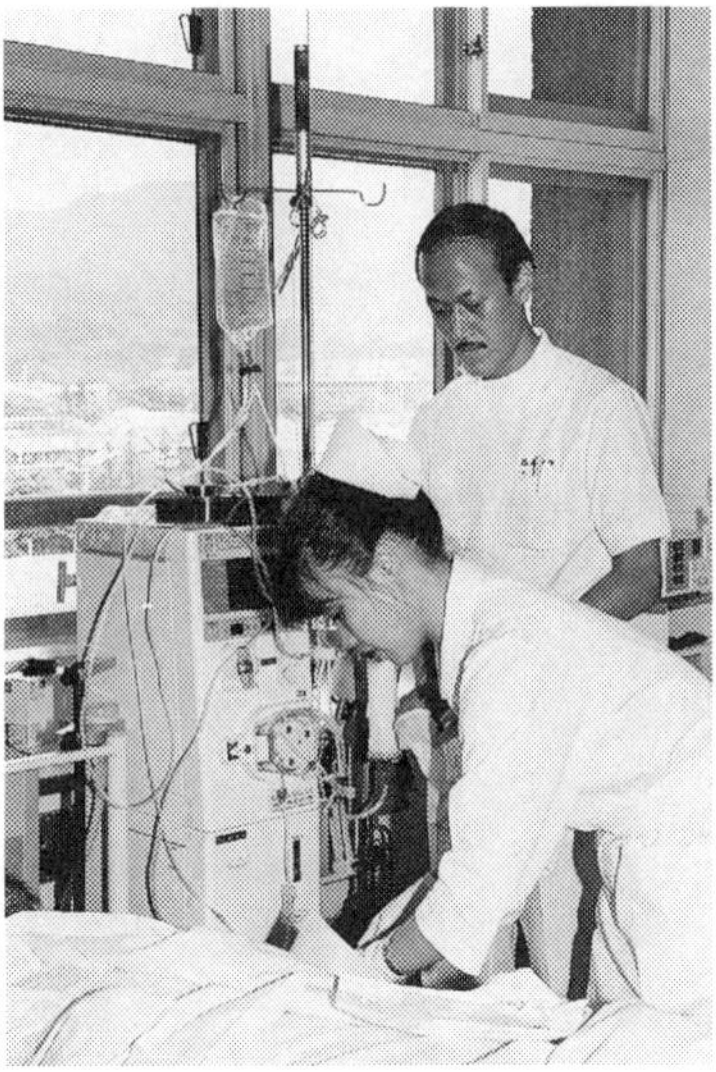

人工透析は腎臓を病む人の〝命綱〟。同時に〝心の綱〟をも親里で見いだしてもらえたらと、スタッフたちは頑張る

心の綱

一般的に耳慣れた感のある透析治療だが、患者個人に応じたケアや感染予防はもちろん、最新の医療機器の操作など複雑な技術が要求される。そのた

め「憩の家」では、専属の医師と看護婦、臨床工学技士がチームを組んで治療に取り組んでいる。

専任となって二年目の中本晶子看護婦（29歳）も、その一人。泌尿器科病棟での七年間の勤務経験を持つ中堅だ。

「気分はどうですか?」。透析台をまわって一人ひとりに声を掛けながら、静かに寝息をたてる患者にそっとふとんを掛けた。その隣で「温泉旅行に行けた」とうれしそうに話す女性の声にも、熱心に耳を傾ける。

中本看護婦は、「透析には水分や塩分などの食事の制限がある。それだけに、生活の様子を知るのも大切な仕事。できるだけ多くの話を聞くことで、心の中にあるつらいこと、楽しいことを少しずつ分けてもらいたくて」と話す。

そう考えるようになったのは、昨年のこと。体調を崩して志願した修養科での生活が、きっかけという。「今まで当然のように健康だった体が、ある日を境にいつものように動かなくなる。その時の不安な気持ち。患者さんの心が初めて身に染みて……」。以来、出勤前に神殿で手を合わせる毎日は二年目に入った。

昼すぎ。長かった透析の時間もほぼ終わり。「ここに来て十年になるんですが、医療技術は日進月歩。ますます寸分の狂いもない技術や知識が不可欠になる」。最後の血圧のチェックを済ませた上原技士は言った。

「もちろん、それは基本です。でも、大切なのは患者さんに接するわれわれの心。透析が老廃物をろ過するように、心の重荷を少しでも〝ろ過〟する〝心の綱〟になるのが私たちの役目。一層、心を引き締めないとね」。確かめるように小さくうなずくと、窓外の神苑をまぶしそうに眺めた。

〝宝〟を守る

午前九時、二階MRセンター奥の医学資料室に、退院患者のカルテ（診療録）が運ばれてきた。バレーボールコート一面ほどの事務所には、すでにカルテが山のように積まれている。

退院した患者のカルテの保管・管理を一手に担う資料室。開所以来の三十一年間の診療記録を保存すると同時に、再入院患者への対応や医療過誤時など〝もしも〟の場合に備え、「いつでもカルテを用意できる」管理態勢が整えられている。

正確な保管・管理を

資料室の病歴係員らは、机に積まれたカルテに目をやると早速、作業に取り掛かった。まず手をつけるのは、カルテをもとに索引カードの作成。退院番号（病歴番号）や疾病名など、素早く書き加え、続いて、診療の総括となる入院診療抄録（通称・サマリー）の有無を確認。コンピューターでデータ管理をするための疾病番号を、各カルテの確定診断名の横に書き込んでいく。

医療の高度化が急速に進む中、診療を終えたカルテを一カ所に集めての、正確な保管・管理が重要視されてきた。「憩の家」では、開所当初から専門の資料室を設置し、「カルテの中央化」に取り組んできた。診療科ごとに保管していると、別の病気で再入院した場合にカルテを探すのが困難となるからだ。

現在、一カ月の退院患者は、およそ千人。そのカルテを八人の職員が各科ごとに担当を決め、整理に当たっている。この作業は、疾病名とその内容を瞬時に把握する幅広い医学知識と、根気が必要とされる。

また同資料室では、疾病・手術分類、また各科別の疾病統計一覧表も昭和四十八年分から作成を開始。資料の〝保管〟にとどまらず、病院の診療をより多角的に活用するためのカルテ〝管理〟にも力を注いできた。

午後二時、ジュニアレジデント（研修医）が病名検索依頼票を持ってきた。用紙には検索期間、病名、手術名や主治医など事細かに検索条件が書かれている。

係員の一人、佐藤正明・診療録管理士（34歳）は、依頼票を受け取ると早速コンピューターにデータを入力した。退院番号がはじきだされると、別室のカルテ置き場へ。わずか五分で、条件に沿った診療録二冊が用意された。

「すぐにカルテを取り出すことができるのも、開所以来三十一年間、先輩がこつこつと続けてきてくれた作業のおかげなんです。現在のわれわれの役目は、カルテを正確に保管・管理し、素早く対応することなんです」。そう言うと、再び作業に戻った。

心を配る

退院患者のカルテは一冊にされ、その厚みは平均七、八センチ。数年間も入院した場合などは、三、四冊になることもある。

佐藤管理士はカルテ保管に際してのチェックを終えると、製本作業を始めた。これが保管時の最終作業となる。タコ糸と十センチほどの針を取り出すと、カルテの端に空いた四つの穴に針を通し、器用にとじていく。分厚いカルテには、解けないように糸を二重に。

一冊にかかる時間は、およそ三分。机に山積みされた資料を見ると、「永遠に終わら

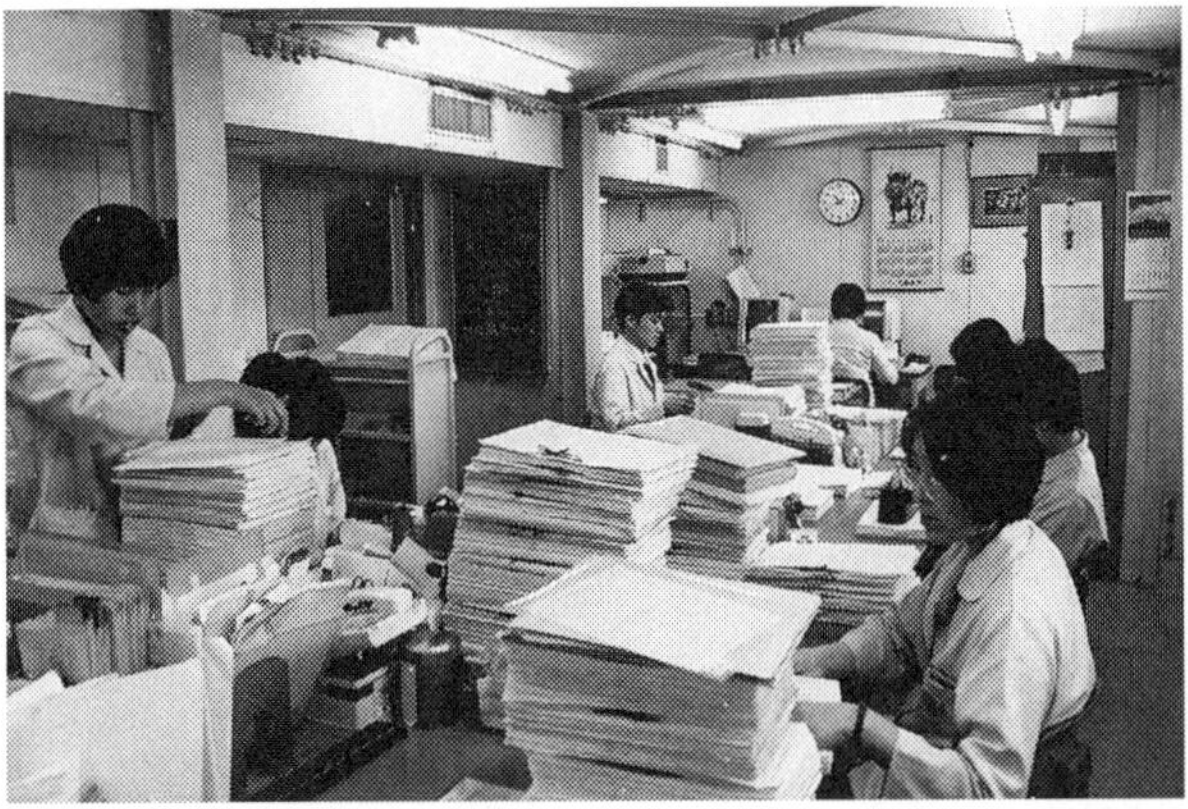

1日の退院患者は、30から40人。机の上には、患者のカルテが山のように積まれている

ないんじゃないか、と思う時もありますよ」と、思わず苦笑いを浮かべた。

「憩の家」では、入院患者のカルテは永久保存される。二十年以上前のものについては、マイクロフィルムに縮小コピーされる。二十年間は現物保存されるため、保管方法や取り扱いにも、細心の注意が払われる。

佐藤管理士は作業の途中、破れている個所や弱くなった所をセロハンテープで補強していった。「資料室開設以来、ずっと続けられてきた作業」だと言う。

隣で作業を続けていた、資料室責任者の岡本正美係長（52歳）は、「カルテは、諸検査の結果や治療・病状経過など、すべてが記録された大切な資料。言わば、患者の〝宝〟ともいえる。大変だと思う時もありますが、手抜きは許されない」と話す。「しかも『憩の家』には、日本全国や遠く海外から入院して来られる方もいる。そういった方々が五年、十年後に再び診療に来られた時でも、過去の診療記録がちゃんと保存されていることで、より正確な治療や処置ができる。また、安心して治療に専念していただけると思うんです。陰ながら、その手助けができたら」。そう言うと、とじ終えたカルテを見つめた。

救護カバンに託して

七月四日（一九九七年）夕刻、七階講堂に医師、看護婦、事務職員らが次々と集まってきた。白衣で駆け付けた者、帰り支度の者とさまざま。「院内感染対策勉強会」。この日のテーマは「腸管出血性大腸菌Ｏ《オー》１５７感染症の病態と合併症」。二百二十人という参加者数が、関心の高さをうかがわせた。

中に、ハッピ姿も交じる。教会本部信者部公衆衛生課員、信者詰所の食品衛生指導員、管内各学校の給食担当者らだ。

午後六時、院内感染対策実務委員会の松尾収二委員長（43歳・臨床病理部長）があいさつ。「『こどもおぢばがえり』も目前。特に心を配りたいと勉強会を持った」と述べた。続いて、大阪の市立堺病院の藤本卓司・内科医長が、昨年の大量感染の経験から、治療、予防法などを講義。一時間半の話に続く質疑応答では、消毒の仕方、治療のタイミングと、第一線のスタッフならではの質問が飛んだ。

〝もしも〟に備えて

Ｏ157は、感染から発症まで四日から十日。もし親里で発症するとしても、ほとんどがおぢば帰り前に感染したもの。集団発生の可能性は低い。それでも松尾委員長は、「予防だけでなく、もしもの場合の医師・看護婦の動員計画、医薬品の準備、患者を収容する場所の確保と、今年も万全の態勢を整えた」と言う。

そして「感染症対策も、各行事会場に設けられる救護所が最前線。もしもの場合に備えてマニュアルも配布した。看護婦たちに期待したい」と。

「こどもおぢばがえり」期間中、親里には二十四の救護所が設置される。その計画立案と現場指揮を執るのが、遊田伊玖子・看護副部長（50歳）。南別館一階の看護部事務室を訪ねた。

卓上の電話がひっきりなしに鳴る。看護部（新納京子部長）には、看護婦、准看護婦、看護助手、診療助手と、職員の半数を超える八百人が所属する。その人事管理、教育、病棟運営の支援、他部門との連絡調整などを一手に引き受けるのがここ。

その中で大切な任務が、教会本部行事に伴う救護。今年の「こどもおぢばがえり」にも、連日、婦長二人、主任四人を含む二百三十三人が出る。十日間で、延べ二千三百人余り。主力は、天理准看護婦養成所と天理看護学院の学生・生徒たちだ。

ほかに、「小児科は医師、看護婦らが土・日曜も待機。救急外来もスタッフを増員する。でも、今年だけでなく、ほぼいつも通りの取り組みですよ」。

子どもたちの笑顔を

ただでさえ忙しい医療現場。決して人員が余っているわけではない。「病棟も婦長たち自身も、人員や時間のやりくりに苦労している。でも、嫌がる人はいない」と遊田副部長。「ほとんどが、ここで育って救護ひのきしんも経験している。やらせてもらわねばと思うんでしょう」

看護部事務室の前の薄暗い廊下。両側の棚や机の上には、医療器具、アイスボックス、医薬品などが山と積まれている。紙箱やカバンには、それぞれ「天理駅構内」「冒険の丘」など、各救護所の名札が見える。

「これ全部、救護物品なんです」と遊田副部長。傍らでは有川富久看護婦（32歳・健康

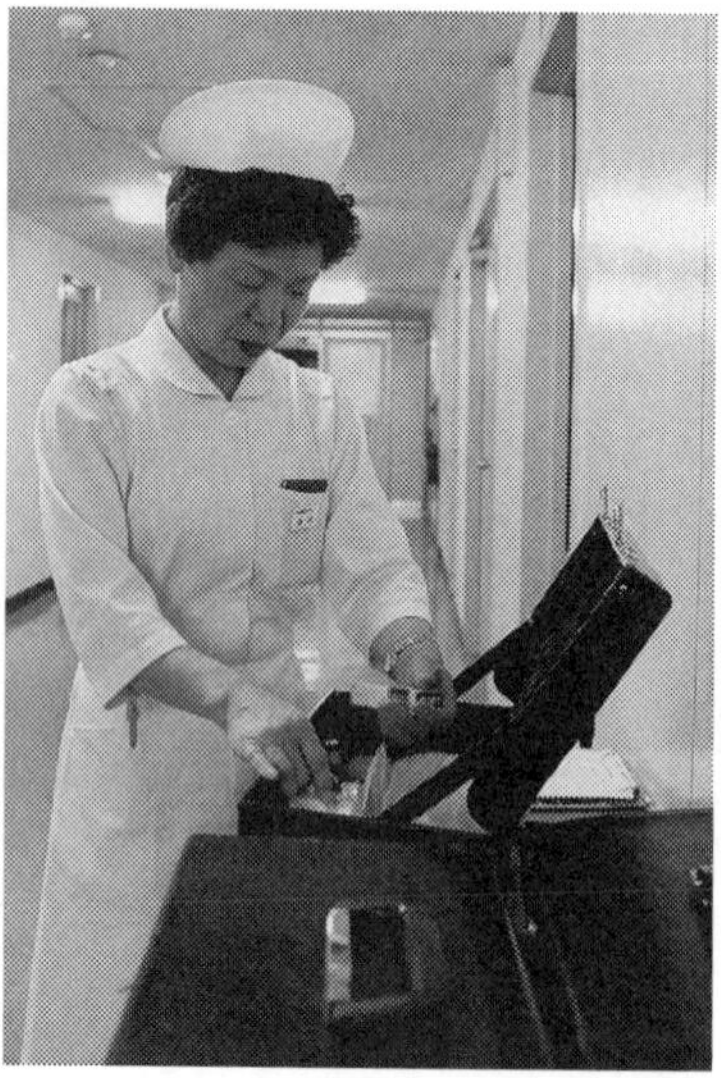
救護カバンの中身を丹念にチェックする遊田副部長。中には薬品、医療器具とともに、看護婦たちの思いが詰まっている

管理室）が、救護物品一覧表を手にチェックに余念がない。

「用意する物品は、一救護所あたり、大小合わせて百五十点前後。でも、屋外とか屋内とか、救護所によって必要な物が違う。過去のデータをもとに、調整していく」と有川看護婦。それが二十四カ所分。気の遠くなるような作業。有川看護婦は、通常業務の合間をぬって、一カ月近くもこれに取り組んでいるという。

「現場のスタッフが間違えないように、使いやすいように。それが何より、子どもたちのためですしね」

有川看護婦は、准看護婦養成所時代にふた夏、二年間の「憩の家」勤務を経て進んだ看護学院でふた夏、救護を経験。健康管理室に来る前は、小児科にいた。

「使命感もある。でも、黒い救護カバンの向こうに子どもたちの笑顔が見えるようで。いい夏を経験できたらいいな、そう思うと元気が出るんです」

窓の外は、梅雨末期の豪雨。しかし、ここには確かに、ひと足早い夏の熱気が静かに届いている。

心の扉を開く

正面玄関横の吹き抜けをくぐり、本部神殿へ続く道を進むと、左手に木造瓦《かわら》ぶきの建物、「憩の家」東分室がある。色あせた大きな木の扉に、一枚の厚紙。手書きで「言語外来」と記されている。

訪ねれば、天井の高い部屋。片隅にブランコ。もう一方の隅に、三輪車やおもちゃ。中央に畳が十枚敷かれ、私服姿の女性が二人、女児と楽しげにクッキーを作っていた。「何作ってるのー。あー、パンダかー。うまくできてるねー」。ベテランの藤川敏子・言語療法士（44歳）が、ユリちゃん（小学4年・仮名）に声を掛けた。傍らで、今年（一九九七年）四月に着任したばかりの小国由紀・言語療法士（29歳）が、オーブントースターでクッキーを焼く。バニラの甘い香りと、母子のような会話。これが治療？……ふと、そんな思いがわいた。

遊びも治療のうち

「赤ちゃんが、どうして言葉を覚えると思います？」と藤川療法士。「それは、お母さんが好きだから。お母さんの言葉を理解したい。そして、自分の思いを伝えたい。そんな心が言葉をはぐくむ。大人だって、嫌いな人とは話したくないでしょう」

ユリちゃんは、もう四年余り通っている。日本で生まれる子どもの五百人に一人にみられるという先天性疾患、唇裂・口蓋裂《こうがい》。手術はほぼ順調だったが、さまざまな理由から、受診当初、ほとんど話せなかった。発達遅滞、そして親しい人以外とは話せない〝場面緘黙《かんもく》〟。だが、知能に異常はなかった。「言葉を指導するには、まず心の通い合い。最初、両親に『当分は遊んで、人間関係をつくります』と説明した」

半年間遊び、そして発音指導。「パ行」「カ行」「サ行」と発音を教え、一年半ほど前から、ほぼ正常に話せるようになった。今は月に二回、こうしてお菓子や焼きそばなどを作りながら、経過の観察と他者とのコミュニケーション能力を高めている。「第一には、共に楽しんで心を開放する。料理の手順を考えるのは理解力の訓練。数量や重さを考えるのも勉強になる。料理は知的発達を促すのに有効なんですよ」

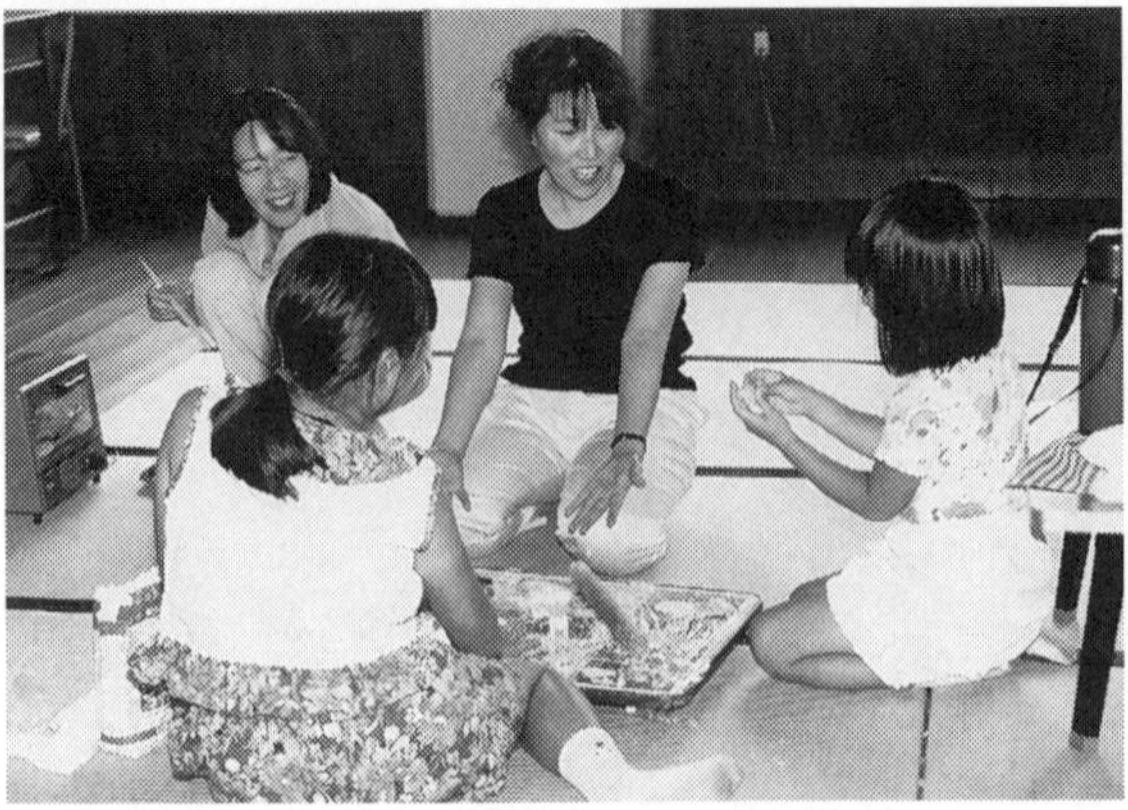

言語外来に、クッキーを焼く甘い香りが漂う。言語は心が発するもの。こうして心を通わせ合うことも大切な〝治療〟の一環だ

そばで見ていると、本当に楽しそう。だが、聞けばオーブントースターは小国療法士の私物。材料も自腹を切ることが多いという。クッキーの材料や調理器具など、医療費としては計上されにくいのだろう。

親も病んでいる

「人は言葉で理解し、考え、表現する。その言葉は、成長に伴って、『聞く』『話す』『読む』『書く』という順で学んでいく。失語症など、いったん言葉を獲得した後で失っても、再度つかみ取るにはこの順序……」と藤川療法士は言う。言語指導は単に言葉だけではない。人の発達に対する理解と、細やかな配慮も必要なのだ。

唇裂・口蓋裂は、外科技術や言語指導の発達で、現在では、ほとんどが外見上目立たないまでに治療でき、普通に話せるようになる。しかし、誕生の瞬間の親のショックは、やはり大きい。その心理的ショックや不安を抱えたままだと、わが子を愛せなかったり、逆に溺愛《できあい》したりしてしまうという。その結果、通常の親子関係が結べず、発達の遅れ、言葉の障害を来すことも。

「子どもへの言語指導より、親に対する時間の方が多いくらい。家族への不満や子どもへの敵意……。そんな親の思いを、まずじっくりと聞く。そして、親が心を開き、落ち着いてくると、事態をしっかり見極め、前向きに生きられるようになる。すると、子どもの成長も早いんです」

言語外来に来るのは、もちろん唇裂・口蓋裂だけではない。言葉の遅れ、失語症、まひによる言葉の障害……。言語に関する障害のほとんどを扱っているから、患者は零歳から九十歳代まで。歌や書道、料理と、言語指導を進める〝作業療法〟もさまざまだ。

しかし、それらを貫くのは〝心の声に耳を傾ける〟こと。「零歳児だってしゃべっているんですよ」と藤川療法士。「言葉」がまさに、人を人たらしめているものだからに違いない。

真心の〝パレードツアー〟

鼓笛の華麗な演奏、色とりどりのフロート。ダイナミックなリズムが全身を震わせる。「こどもおぢばがえり」の夜のハイライト「おやさとパレード」。沿道は大きな歓声に包まれる。

子どもで埋まったスタンドの後ろ側にある保安室の二階。見上げると、窓に吸い付くように小さな影が映っていた。小児科病棟に入院中の子どもたち十五人。今夜は待ちに待った〝パレードツアー〟。

目の前を通った天理教音楽研究会管楽部の一団が、それと分かるように窓に向かって演奏を始めた。直前に事情を知ったメンバーのささやかなプレゼント。八つのガラス窓が一斉に開く。「おーい、おーい」。小さな影はいつまでも、ちぎれるように手を振っていた。

せめて夜だけでも

〝ツアー〟が始まったのは十年前。きっかけは、「せっかくの『こどもおぢばがえり』。おぢばで過ごす間に、少しでも楽しい思い出をつくってもらいたい」という思いから。しかし、強い日差しやホコリの多い昼間の行事参加は無理。ならば、「せめて夜のパレードだけでも参加できないか。そんな思いから始まったと聞いています」と看護スタッフは話す。

といっても全員が参加できるわけではない。医師の「外出許可」が原則。気温差で体力を消耗しないか、感染は大丈夫か、虫に刺されないか——院内とは環境ががらりと変わるため、スタッフの心配は尽きることがない。だが、少しでも可能性があればと検討を重ね、一丸でバックアップに当たる。「どの子も見たい気持ちは同じですから」と。

約一カ月前から勤務の合間を縫って話し合いを重ね、この日は携帯用酸素や吸引器などが準備された。

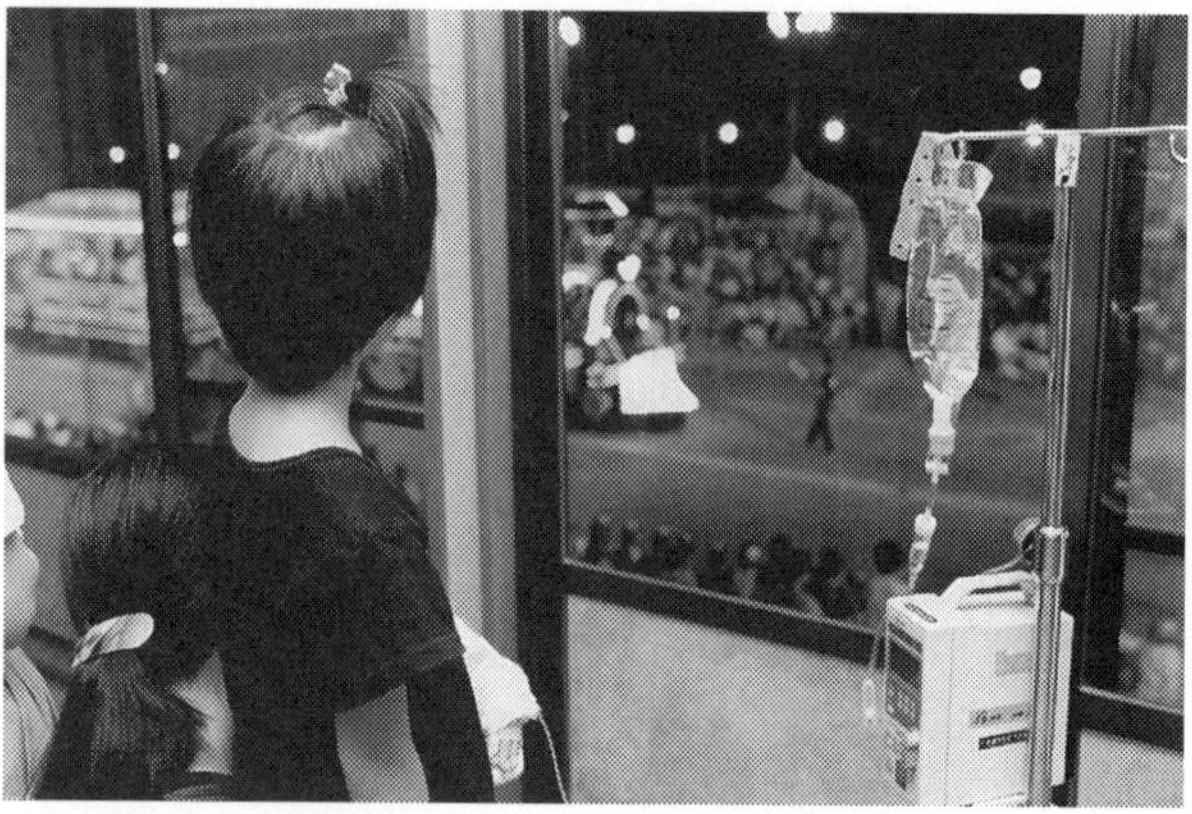

「パレードだけでも見せたい」。そんなスタッフの真心から〝ツアー〟が始まった

心をはぐくむ

同行したのは医師や看護婦、言語療法士ら十六人。ほとんどが私服姿。聞けば、「勤務時間外での参加」という。〝ツアー〟には多くのスタッフが必要となるが、病棟を留守にはできない。全員が休みを削って、あるいは勤務を終えたその足で駆け付けてきた。夜勤明けで、仮眠時間もそこそこに同行した蕪木理香看護婦（24歳）は、「みんなこの日をずっと楽しみにしていた。そんな時間を一緒に味わいたくて」。疲れも見せず、笑顔で話す。

パレードもいよいよ佳境。「あっ、お兄ちゃんが手を振ってるよ」「僕らに気づいてくれたんだ」。鮮やかな光と音が、胸に刻まれていく。

歓声が飛び交う中、看護婦に抱かれた入院生活の長いケンくん（6歳・仮名）の顔がほころぶ。その姿に周りを囲む友達や担当医も目を細める。「〝パレードに行けるなら痛い注射もがまんする〟と話す子。同じ病室の友人が一緒に見学できず、〝私も行くのをがまんする〟と気遣った姿……。どんな時でも、子どもたちは温かい心を見せてくれる」とスタッフの一人。だからこそ、「少しでも楽しい夏を、おぢばで体験してもらえたら。そう思うと元気が出てくるんです」。

あっという間の一時間。おぢばの〝夏〟を胸いっぱいに吸い込んだ子どもたち。今夜はどんな夢をみるのだろう。

〝夢〟を応援

あこがれの白衣にそでを通し、ナースキャップをかぶせてもらった瞬間、表情がきりりと締まった。先刻までルーズソックスをはいていた制服の女子高生も神妙な面持ちに。中学生と見間違うほど小柄な少女は、ぐんと大人びて見えた。

「憩の家」で今年（一九九七年）初めて行われた「夏休み・ふれあい看護一日体験」。全国各地から百七人（うち男子七人）の高校生の申し込みがあり、七月二十二日から一カ月の期間で順調に進められている。受け入れる各病棟も全面的にバックアップ。忙しい業務の合間を縫って、マンツーマンで世話取りに当たる。そこには、参加した高校生たちの看護婦（士）になる〝夢〟を応援したい、その〝夢〟への思いを強くしてほしいという、熱い思いが込められている。

不安、緊張

「そんなに緊張しなくていいのよ」。56病棟（腹部一般外科）の中村次・看護婦長（43歳）のひと言で、高校生の顔に少し笑みがこぼれた。中村婦長は、病棟の概要について簡単に説明し、最後にこう付け加えた。「看護婦はね、体だけでなくて心も健康でなければいけないの。そして、患者さんが何をしてほしいと思っているのか、いつも患者さんの身になって考えなければいけないのよ」

中村婦長の話の間にも、ナースコールがひっきりなしに鳴る。対応に追われる看護婦たち。看護の仕方について、話し合っているチームもある。午前中のあわただしい時間帯だ。

松本豊香看護婦（25歳）と高校生が共にまず向かったのは、前日に手術を終えたばかりの四十八歳の男性の病室。体をふく清拭《せいしき》や足浴が最初の〝体験〟だ。手術翌日は体が一番しんどいと言われている。事実、点滴など数本の管が体につながり、酸素マスクもしている。見るからに元気がなく、腹部に残る二十センチ近い手術跡が痛々しい。

松本看護婦は、管をよけながら慣れた手つきで顔や体をふいていく。最初は体を支える役目だった高校生も、初めて右腕をふいた。続いて、協力しての足浴。松本看護婦の顔や首筋に、幾筋もの汗が光る。患者の顔色も心なしか良くなったようだ。

「どうもお疲れさまでした。ごめんなさいね」。松本看護婦の言葉に、「ありがとう」と小声で返す患者。高校生もニッコリとほほ笑む。ベッドでの姿勢がずれたため、患者は苦しそうに、でも、一生懸命に姿勢を元に戻した。病室を出た後、松本看護婦は「〝離床〟といって、手術の翌日から体を動かしてもらうことはいいことなの」と、高校生にそっと耳打ちした。

感動、決意

続いて、七十一歳の女性患者の元へ。やはり三日前に足の裏の手術をしたばかり。車いすでの〝散歩〟が、続いての〝体験〟となる。病室から出るのは手術以来で、車いすに乗った患者は少し照れたように、笑みを浮かべた。寝癖のついた髪を気にするのを見て、松本看護婦がクシでといた。

点滴を付けたまま、高校生が車いすを押して、病院玄関までの小さな〝散歩〟。それでも患者はうれしそう。高校生が「きょう、私は一日体験をしているんです」と打ち明けると、患者は「そう、頑張って、いい看護婦さんになってね」。そのひと言で緊張が

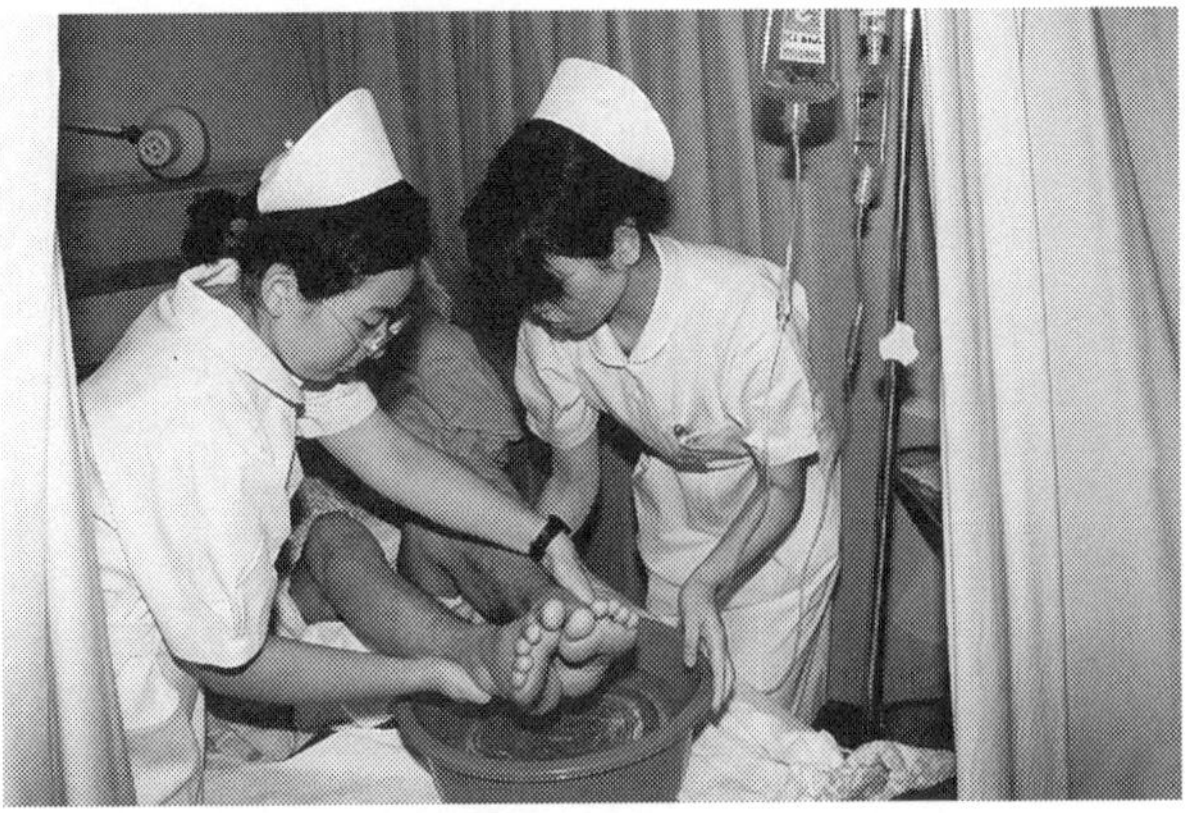

高校生(左)と松本看護婦が協力しての足浴。緊張感の中に汗が光る

感動に変わり、車いすを押す手に一層の力がこもる。

病棟に戻った後も、ナースコールに応じての点滴交換、インスリン注射など、松本看護婦は休みなく動き回る。その後ろを懸命についていく高校生。ひたむきなその姿に、松本看護婦は自らのことを振り返っていた。

中学生の時、大きな交通事故から奇跡的にたすかった。それをきっかけに、人に尽くす職業をと看護婦を志した。「血を見るのも嫌だった」少女は、四年目を迎える中堅看護婦に成長した。今では傷跡や〝血の色〟は患者をケアする上で大切な観察点と言う。「いつも患者の身になって考え、行動していることを感じ取って、今後の勉強に生かしてくれたら」と、自分たちの後に続く高校生に熱い期待を寄せている。

✣

病棟での半日は瞬く間に過ぎ去り、午後からの天理看護学院の見学で「一日体験」を終えた高校生たち。「大変だけれど、とてもやりがいのある仕事なので頑張って。いい看護をしようと思えば、一生懸命勉強すること。そうしないと、患者さんは守れませんから」。村田芳子・看護副部長（52歳）の言葉に〝夢〟への思いが新たになった。感想文は決意と気合を込めて、こう締めくくられていた。

「絶対、看護婦になる」

心を癒す

「憩の家」を三階まで階段で上がると、すぐ右に「心理治療室」と書かれた表示灯が目に付く。待合室には、水しぶきも涼しげな滝のパネル写真が。その奥には患者との面談室があり、広さ四畳半ほど。室内には書棚やデスクのほかに、ソファやコーヒーセット、コアラのぬいぐるみまで。

「きれいな風景や、肌触りが柔らかい物は相手の心をリラックスさせ、時には会話の糸口にもなりますから」と、久保克彦・主任相談員（46歳）。ここでは二人の臨床心理士が常勤し、患者への心理検査や心理的なケアを、主治医からの依頼を受けて行っている。

危険信号のキャッチ

午前九時。おさげ髪の少女Kさんが、母親に付き添われて来室した。「おはようございます。診察券を出してもらえますか」。呼び掛ける久保相談員に、Kさんは顔をそむけたまま。この少女は最近とみに無気力になり、過食症が進み、主治医から心理相談の依頼があった。

ひとまず、Kさんだけを面談室に入れた。「どうしたの？」と久保相談員が問い掛けると、「お母さんが『元気がないから行きなさい』って言うので……。食欲をコントロールできなくて……」と、語尾をつまらせ、ボソボソとつぶやく。久保相談員はKさんが話す通りにメモを走らせ、同時に親指に目をやった。重度の過食症患者は、口の中に指を入れて食べた物を吐き出し、その繰り返しから指の付け根に〝吐きだこ〟が残っているからだ。

幸い、たこは無い。「無気力なんだって？」と問うと、「ウン。どうでもよくなって」とうなずき、ニヤリと笑った。初めて笑みをもらしたKさん。その後、自分の生い立ち、特に家族に対し〝いい子〟であり続けたことへの〝息切れ〟を、少しずつ語り始めた。

「今でも無気力なの？」

「今は違う。アメリカにホームステイするので」

「なぜアメリカにあこがれるの？」

「自分の意見を主張できる国だから」

渡米の話題になるとKさんは目を輝かせる。引き続き、Kさんの心理検査と母親への心理相談を行い、すべてを終えたのは十一時前。母娘が帰った後、相談録を見直す久保相談員の胸中に、複雑な思いが込み上げてきた。「過食症は、彼女が家族に対して発した〝心の危険信号〟ではないか。この時期にホームステイか……。これが、彼女の自主性を育てる機会になればいいのだが」

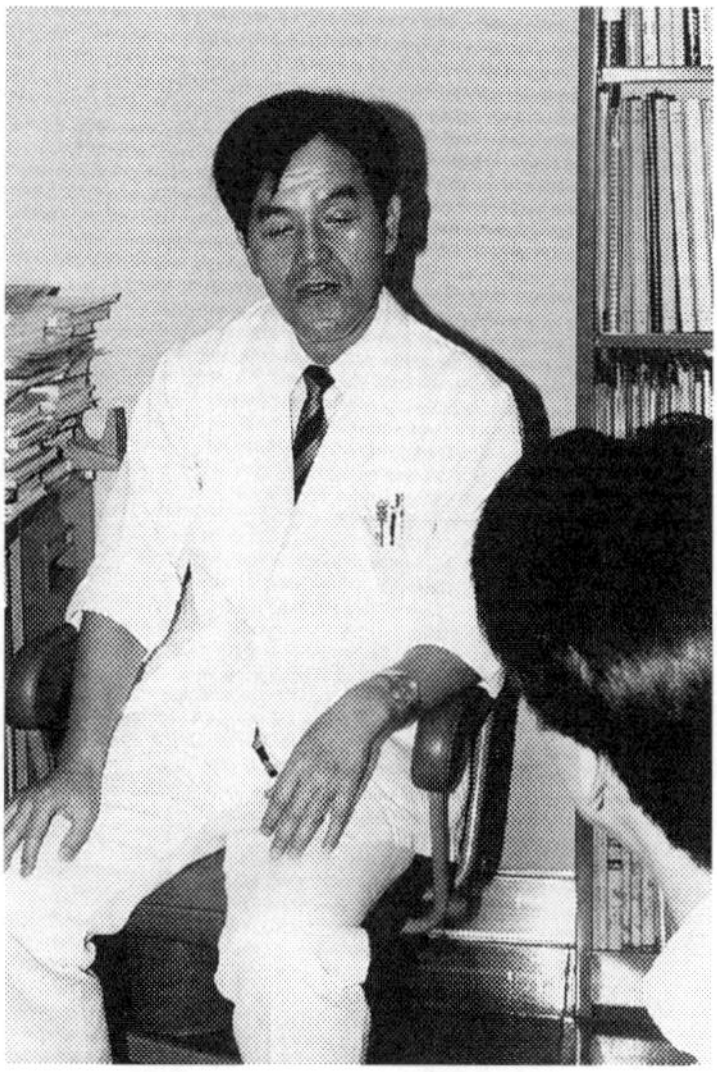
相手が心を開き解決策を見いだすまで、心理相談員は粘り強く話を聞く

相手の次元に立って

臨床心理士による患者への心理的ケアは、早くから切望されている。しかし、カウンセリングには医療保険が適用されず、また、一回の相談に長い時間を費やすなどの問題から、多くの病院では実現困難というのが現状だ。

一方、病む人への〝心身ともの修理

肥〟を創設理念に掲げる「憩の家」では、開所当初から心理相談を必要視し、昭和四十六年に「臨床心理相談室」という名で開設。その管轄は、医師以外による〝相談〟として、世話部に置かれる。

久保相談員が同室へ着任したのは昭和五十五年。「着任当初を反省すると、相手の問題点を指摘することが多かった。でも、自分も子育てを体験すると、その大変さが身に染みて分かり、家庭内の問題は指摘するだけでは解決にならないと感じた。だから、相手が解決策を見いだせるまで付き合おう、相手の次元に立って一緒に進もうと思えてきた」。ヒット曲、アニメ、映画……とにかく患者と共通の話題が持てるなら、どんなことにも関心を持つ久保相談員。

その一つがバレーボール。精神科で週に一度、運動療法の一環として行っているのだが、同科の患者へ心理相談を行うことの多い久保相談員は、ほぼ毎回、これに参加している。

午後一時半、天理市指柳町《さしやなぎ》の「憩の家」体育館。白のTシャツに紺のジャージ姿の久保相談員が、「ほらほら、ボールが来るで」と、ひときわ大きな声で場を盛り上げる。「ナイス、レシーブ！」。拍手や歓声が、カマボコ屋根の天井に響く。

そのうち、ボールを追う患者たちの表情や動きにも和らぎが。ある女性は、「先生、サーブを打たせて」と強引にせがみ、また、別の患者はコートの中を走り回る。「ゲーム中の患者さんには、現在の病状や心理状態が端的に現れるのです。私は患者さんに付きっきりではないので、この機会を大切にしたくて」と久保相談員。「実は私、あまりスポーツは得意じゃないのですが」とも。

✣

「フーッ」。ゲームを終えて「憩の家」に戻った久保相談員は、世話部のロッカールームで大きく息をついた。したたる汗は、タオルでさっとふき取るだけ。シャワーを浴びる十分間を節約するためだ。そして、再び白衣に着替え、髪に手ぐしを当てると、足早に階段を駆け上がった。午後三時から、次の相談者の予約が入っている。

修理工作係走る

「はい、出来たよ」。用度課修理工作係の小仲三郎主任（50歳）はテーブルタップの修理を終えると、受け取りに来た看護助手に手渡した。「どうもありがとうございます」と、頭を下げる親子ほど年の離れた若いスタッフに、「また持っておいで」と笑顔を向けた。

地下一階、用度課の一角にある修理工作室。ここには院内だけでなく、付属の看護学院や寮からも依頼が来る。一カ月に扱うのはおよそ二百点。それを、小仲主任と昨年六月に配属された岩田春長係員（30歳）の二人で担当する。「なかなか数が多くてね。夏休みは九月に入ってからかな」。そう言う間にも、依頼の電話のベルが室内に響き渡った。

「憩の家」の〝よろず屋〟

医療機器や事務用品などは年限を重ねると、当然、修理が必要となる。「憩の家」では二十三年前、修理・工作専門の部署として、用度課に修理工作係を置いた。同係に寄せられる依頼は幅広い。懐中電灯の修理、いすのキャスター調整から、移動式吸引器や輸液ポンプといった医療機器の整備・修理にまで及ぶ。室内にはあらゆる要望にこたえられるよう、木工用具、電気工具、また旋盤機や溶接具などが所狭しと置かれている。

午前十一時、40A病棟から「病室の電動ベッドを動かすと、きしみ音がする」と、整備依頼が入った。岩田係員は早速、油差しを手に病棟へ向かった。

病室は、八畳ほどの二人部屋。ベッドの使用者は不在だが、隣のベッドには患者が横たわっている。修理とはいえ細心の注意が払われる。

ベッドをリモコンで上下させ、〝きしみ〟具合をチェック。「キュッキュッ」と鳴る個所を確認すると、わずかにずれていたモーターとシャフトの軸を調整。続いて、各部品の連結部分に素早く油を注いだ。額に滴り落ちる汗を盛んに拭《ぬぐ》いながら、迅速に作業を進める。

五分後、「どうもお騒がせしました」と病室を出ると、フウと大きな息を漏らした。
「病室ではあまり大きな音を立てられないので、作業中は緊張します」と岩田係員。
「でも病室の人は、きっと〝ベッドの修理業者さん〟が来たと思っているでしょうね」。

そう言って笑みを浮かべると、足早に地下一階の作業場へ戻っていった。

手間とアイデアで

午前九時、48病棟からストレッチャー（搬送用ベッド）が運ばれてきた。小仲主任は「酸素ボンベ台の付け替え」と書かれた伝票を手にすると、早速ストレッチャーに目を走らせた。

従来、酸素ボンベ台はストレッチャーの寝台下に横向きに設置されていた。が、患者の安全面とボンベの取り外しが不便である点を考慮し、最近では縦に酸素ボンベ台を付ける動きが高まっている。しかし、院内ではそういった新機種の購入台数も限られるため、小仲主任に〝改良〟の依頼がくるわけだ。

作業終了後、ストレッチャーを受け取った吉岡千恵子・同病棟婦長（48歳）は、「いつも患者さんのことを考えて、安全に、また使いやすいように修理してくれるんですよ。いつも無理なお願いばかり聞いてもらって」と〝完成品〟を見つめた。

また同係では、機器を使いやすいように手を加えるだけでなく、事務用品などの廃品を利用した〝リサイクル〟も行っている。

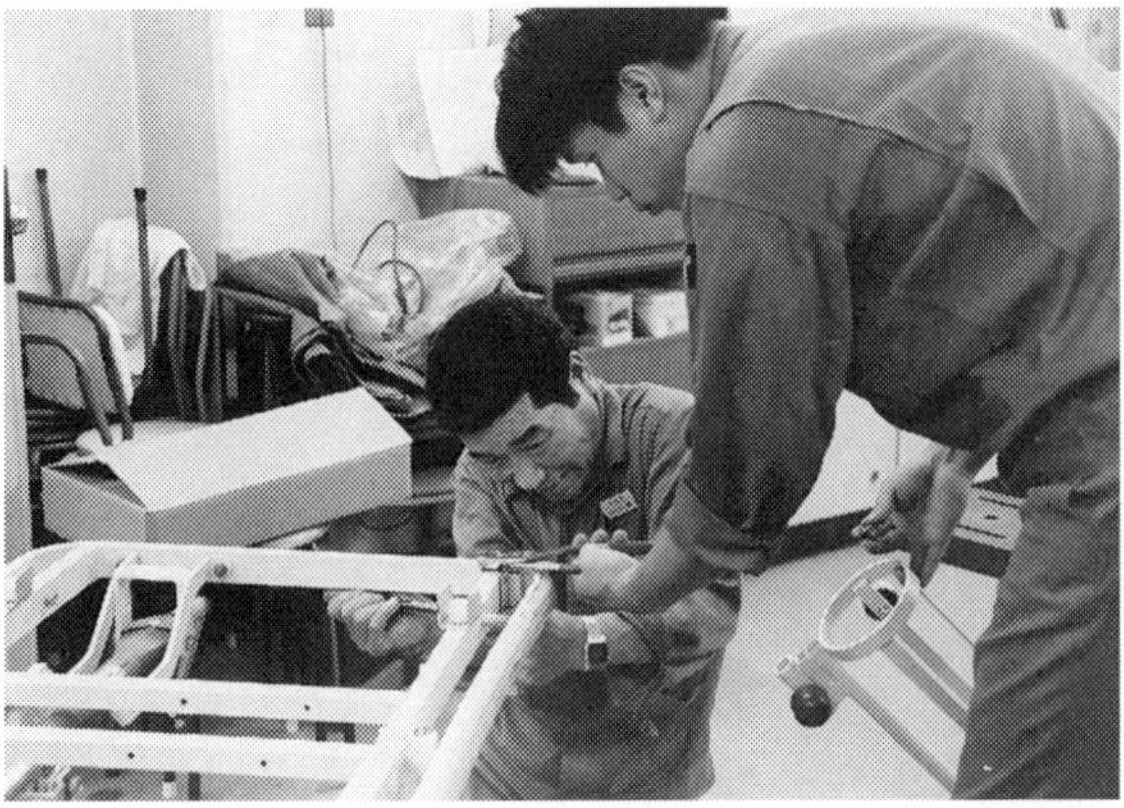

ストレッチャーに酸素ボンベ台を取り付ける小仲主任（左）と岩田係員。常に患者の安全面と使いやすさを考え、〝創造力〟を絶やさない

その一例が、患者が移動の際に使う移動用点滴スタンド。使えなくなった事務用のいすの〝足〟と、古くなったベッド用の点滴スタンドの棒を組み合わせる。移動時に患者が握る持ち柄は、手を傷つけないよう丁寧に角をヤスリで削ってある。キャスターは、移動時にエレベーターなどの溝にはまらないよう、五センチとやや大きめのサイズを使用。現在、作製した十五台はすべて病棟に貸し出されている。

小仲主任は、「試行錯誤しながら作ったものが実際に使われているのを見ると、本当にうれしい。われわれの手間とアイデアで、少しでも喜んでくれる患者さんやスタッフがいる限り、手を休めることはできない」。そう言うと、作業だこで節くれだつ手のひらで、額の汗を拭った。

心を聞き、心に取り次ぐ

「おはよう。どうです?」。教服姿の川崎高照・事情部常勤講師(43歳)が病室を訪ねると、「せんせー」と、ベッドから患者が腕を伸ばしてきた。その手を胸元に抱くように、ベッドサイドのいすに座る。

「どう?」。「痛い。胸がピリピリ痛い」

患者は、脳腫瘍《しゅよう》。手術と入退院を繰り返し、ほぼ全身まひ。おぼつかない訴えを聞き取ろうと、川崎講師は上体を折り、患者の口元に耳を寄せた。ひと言ひと言に声を出してうなずき、ただひたすらに聞く。

やがて、「じゃ、きょうも親神様にお願いさせていただこうね」。そう言うと、患者がうなずくのを待って、柔らかに柏手《かしわで》を打った。

「あしきはらひ……」。低く、しかし張りのある声でおさづけ(病たすけの手段として親神様から渡される授けもの）を取り次ぐ。胸、そして頭部へ。「痛い、痛い」と繰り返していた声は間遠になり、患者はやがて、小さく口を開けてまどろみだした。

この病室に毎日、おたすけ＊に通い始めて四カ月。ようやく、心待ちにしてくれるようになった。

理想を支える鼎の一本

平日午前の病棟。面会者はまだ入れず、検査や治療、処置などを進める医療スタッフが、忙しげに廊下を行き交う。その看護婦たちと会釈を交わしながら、川崎講師も足早に、次の病棟へと向かう。磨き抜かれた木床の上を交差する白衣姿と黒い教服。ここが、単なる病院にとどまらないことを感じさせる光景だ。

「憩の家」は、医療、信仰、生活の三つの側面から、真の救済を目指す機関。昭和十年の「よろづ相談所」開設時、すでに医療・相談・厚生の三部制を敷いた。同四十一年、現在の場所で再出発した時に、身上《みじょう》部、事情部、世話部という呼称になった。いわゆる三部鼎立《ていりつ》。鼎《かなえ》は、三本足の金属製容器。転じて、三つのものが相共に支え立つことを示す。一つの理想実現に向けて支え立つ三本。だから、創設者である二代真柱は、あえて

「病院」と呼ばず「憩の家と呼びたい」と仰せられた。

事情部は信仰経験豊かな約百人の講師からなる。多くは教会長や前教会長。短期（四日）、中期（十日）、長期（三十日）のシフトで交互に所内に詰め、患者のもとを訪ねる。そして、通年で詰めるのが常勤講師。川崎講師を含めて、現在は二人。

事情部の活動は、入院患者のみならず、外来・電話・手紙による相談も受ける。さらに、職員月次祭《つきなみさい》など、所内の求道活動にも手を添える。

おたすけの現場

川崎講師は、次の病棟のホールで、柱の前にかがみ込んでいる婦人に声を掛けた。訪ねる予定の患者の妻。夫の看病に、心身ともに疲れ切った彼女。その口から、眠れないつらさや、矛盾する胸の内がほとばしる。一緒にしゃがみ、一心に聞き入る。じっと彼女の目を見つめるそのまなざしは、時に強く、時に優しく光る。

川崎講師は、九年余りのサラリーマン生活を経て、妻子と共に布教に出た。五年間布教した後、詰所で修養科生の教養掛を五年。そして、事情部の常勤講師として病室を巡るようになって、まる五年が過ぎた。

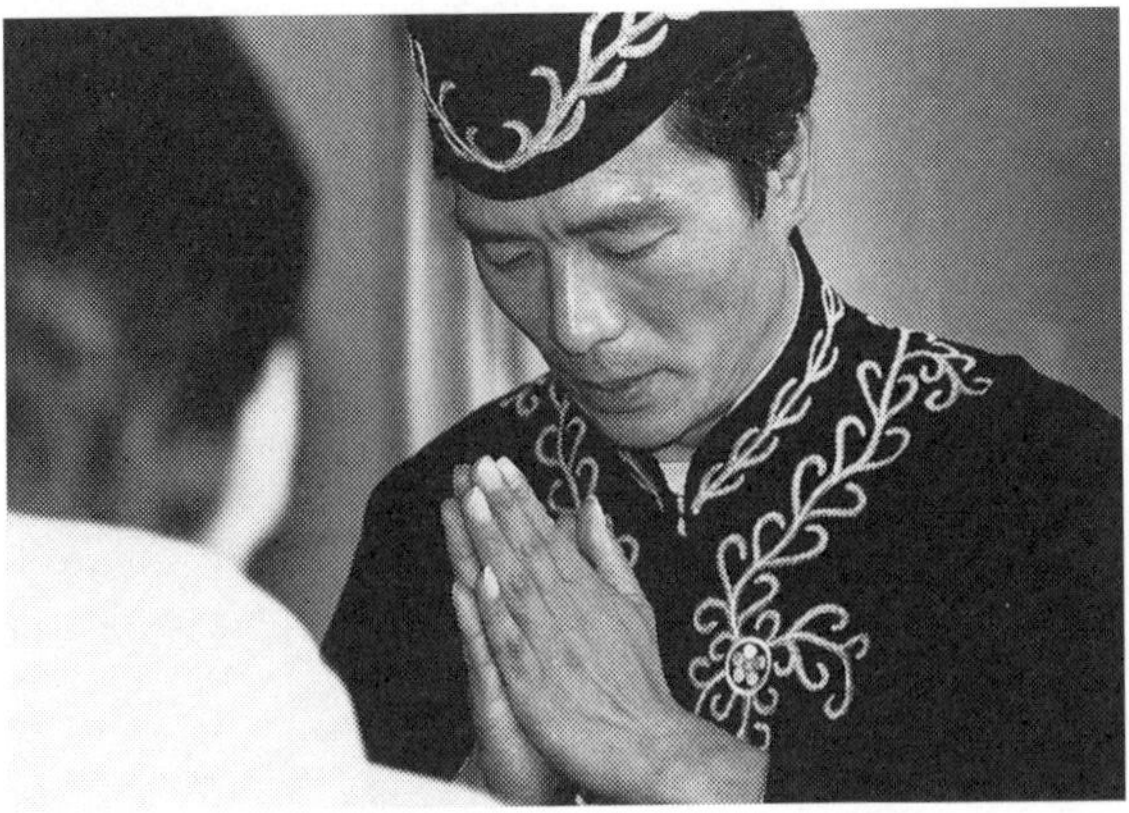
ひたすらにおさづけを取り次ぐ川崎講師。「人に先生と呼ばれても、自分でそう思ったら終わり。一布教師の気概で歩み続けたい」と語る

「病室を訪ねたら、まずは患者や家族の話を聞く。心の痛みや体の苦しさを、心開いて話してくれるようになるだけでも時間がかかる」と川崎講師。「人間関係ができ、信頼関係が築けたら、自然に〝かしもの・かりもの〟や心づくりの話にも耳を傾けてくれる」

その確信は、以前の体験で得たもの。病院から病院へ、真新しい自転車のタイヤを半年で乗りつぶした布教の日々。また、分裂症や心身症、家庭のいざこざと、種々さまざまな心の痛みを抱え、引き寄せられてきた修養科生たちとの出会い。悶々《もんもん》とし、迷いつつも求め続けた日々が、「いま生きている」と言う。

つらい胸の内を、ひと時、人に託す。それだけでも、人は救われる。しゃがんだまま、川崎講師

に三十分近くも思いのたけを告げた婦人。「親神様の思いは、どこにあるのだろう。でも、どうなるにしても、いま一生懸命にやらしてもらいましょうや」。そんな川崎講師の短い言葉に表情を和らげ、病室へ帰って行った。

＊　おたすけ……身上（病気）や事情で苦しむ人に、おさづけを取り次いだり、話を取り次いで、たすかる方向へ導くこと。

新米看護士奮闘す

平日の朝。「憩の家」最上階の七階。外来患者などでにぎわう一、二階がうそのように、時折行き交うスタッフの足音だけが静かに響く。

「係員以外立入禁止」の看板が掛けられたドアの向こうは中央手術室。グリーンのユニホームと帽子、大きなマスクを身に着けて案内された内部は、最先端の医療技術が駆使された空間となっていた。

手術室はおやさとやかた西右第三棟に八室、第四棟に六室の計十四室。床やドアなどは〝目に優しい〟グリーン系の色で統一されている。すでにあちこちで手術が始まっており、心拍を刻む「ピー、ピー」という機械音が各部屋から響き、緊張感を増幅させる。

石崎有希看護士（22歳）は、開腹手術の間接介助に携わっていた。執刀医の手の動きに合わせて無影灯を動かしたり、患者の出血状態や心拍数、呼吸数を的確にチェック、看護記録に記入するなど、全体を把握する。一方、手術中の看護婦（士）のもう一つの役割が直接介助。執刀医のそばに立ち、メスやハサミ、ガーゼなど、必要な道具を準備、手術操作に合わせて的確に手渡すのが務め。

執刀医と麻酔医、看護婦（士）らのチームワークよろしく、手術は順調に進められていく。大きなマスクの上部からわずかにのぞく目は、真剣で厳しい。邪魔にならないように、記者は早々に部屋を辞した。

救急救命士への夢

「憩の家」には現在、中央滅菌材料室に准看護士が一人、そして、手術部に三人、小児科に二人、精神科に一人の計六人の看護士がいる。看護婦に比べ、その数はわずか。「女だから、男だからといって、看護の仕事に変わりはない」と声をそろえる看護士たち。「けれども、時には父親であったり、良き兄貴であったり、息子であったりと、患者さんに接する上で男性としての役割を発揮する場面も必要になってくる。そういう意味でも、各病棟に一人、二人は、看護士がいてもいいのではないでしょうか。男としてもやりがいのある仕事ですから」と、手術部の吉本守一看護長（45歳）。吉本看護長の

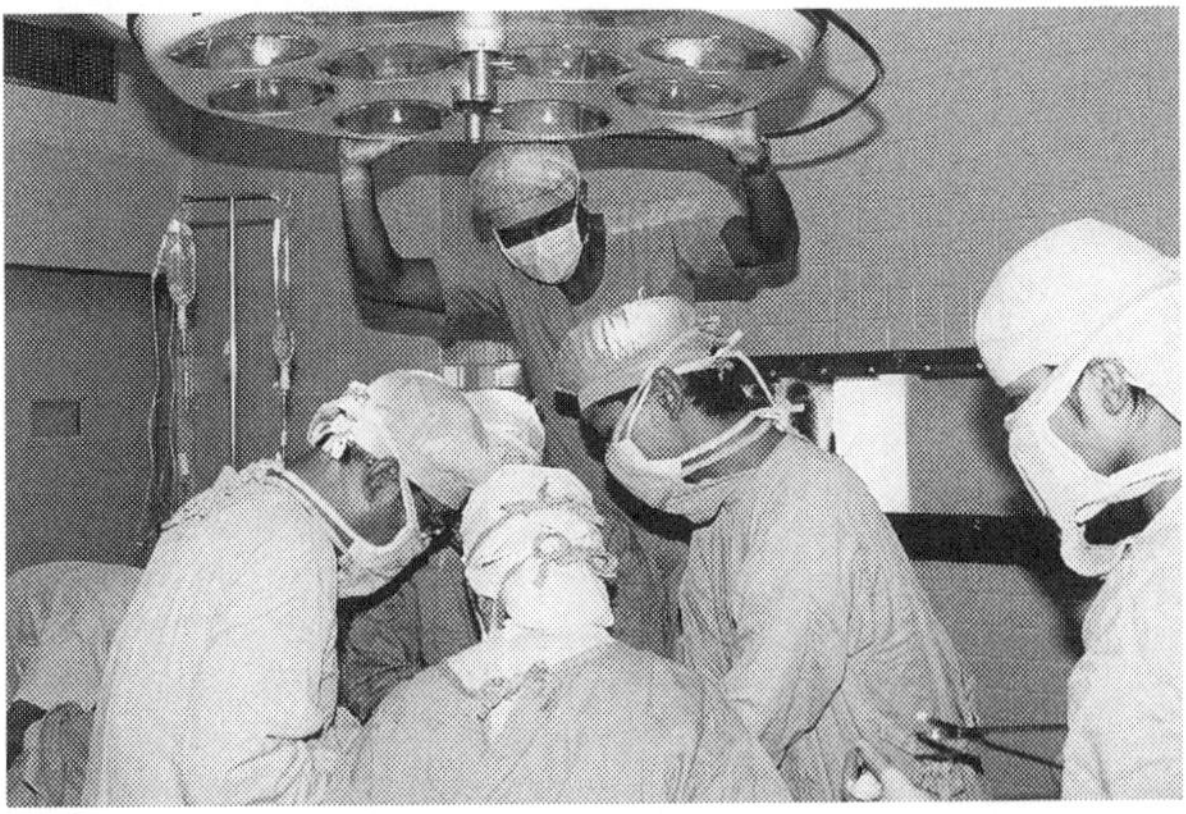

執刀医の手の動きに合わせ、無影灯を動かす。緊張感の中、チームワークが欠かせない

「長」は、看護士の長という意味ではない。手術部五十数人の男女看護スタッフをまとめる役を担う。

その一人、石崎看護士は天理高校出身。岐阜県内の短期大学看護科を卒業。今年（一九九七年）四月、「憩の家」に入ったばかり。高校ではサッカー部の一員として、県大会ベスト4の実績を持つスポーツマン。守りの要《かなめ》であるストッパーとして活躍。今は文字通り、医療最前線で患者の命を守っている。

中学三年の時、父親を交通事故で亡くした。高速道路で渋滞の最後尾にいた父親の運転する車に、大型トラックが激突。病院に向かう救急車の中で息を引き取ったという。それが彼の人生を大きく変えた。患者を病院に運ぶだけでなく、救急車の中でもある程度の医療行為を行うことのできる「救急救命士」になろうと決心。看護士は、その夢に向かっての〝第一歩〟でもある。

瞬間の出会いの中で

昼前、石崎看護士が間接介助を務めた手術室へ再び入らせてもらった。予定時間よりも早く手術は終了。全身麻酔から覚めた患者に、石崎看護士は「手術、無事終わりましたからね」「もうすぐ病室に帰れますからね」と優しく声を掛ける。

「他の病棟と違って、瞬間瞬間の出会いですが、手術は患者さんにとって、決意と勇気のいる一大事だと思うのです。その不安、緊張、恐怖などを少しでも和らげ、『憩の家』で手術をして良かったと思ってもらえるような看護ができるように努めたい」と石崎看護士。

手術室の外で待ち受けていた病棟の担当看護婦に、手術室での様子を申し送り。「早く良くなってくださいね」との願いを込めて、患者を見送る。手術室を出ていく時、患者が発した「ありがとうございました」という声にならない声が、記者の耳にも残る。

緊張の続いていた石崎看護士の顔にも、少し笑みがこぼれた。けれども、ゆっくりしている暇はない。すぐに次の手術が待っている。使用した器具類を片付け、血の跡の残る部屋を掃除した後は、わずかな時間で昼食を済ませ、次の手術に備えなければならない。担当以外の部屋も、看護スタッフ全員で手分けして片付け、準備をしなければ、スムーズに事は運ばない。この日は計二十六件の手術が予定されている。

「お願いします」。午後、次の担当手術が始まった。石崎看護士の顔に再び緊張が走る。一つひとつの手術は、自らの経験や知識、技術を高めるとともに、一歩一歩〝夢〟に向かう糧ともなる。思い返せば、取材のため、石崎看護士と初めて顔を合わせたのは九月九日。「救急の日」の夜だった。

患者、家族をバックアップ

一階の「よろづ相談窓口」。午前八時半になると、カウンターの奥では水色の事務服を着た十人余りが次々と送られてくる書類を確認し、情報をパソコンに入力する作業が一斉に始まる。

スタッフの名札は「医事課」と記されているが、ただ一人だけ、「世話部」とある。仙石友美・福祉相談員（24歳）。彼女の仕事は、患者やその家族から寄せられた福祉に関する相談への対応で、一般には医療ソーシャルワーカーと呼ばれる。

この日、脳梗塞《こうそく》の入院患者が転院することになり、朝から各所へ確認の電話に余念がない。「『天理よろづ相談所病院』の仙石と申します。恐れ入りますが、福祉部厚生課をお願いします」。パソコンのキーボードを打つ音と、仙石相談員のはきはきとした声が室内に交錯する。

患者の立場で

所用で事務所へ走った仙石相談員は、エレベーターで降りてきた老夫妻と出会った。車いすに乗った白髪の妻と、それを押す夫。目が合った夫は、「本当にお世話になりました。これから、あいさつに伺おうと思っていたところで……」と、何度もお辞儀する。車いすの夫人が、これから転院する患者。出口には、車で迎えにきた息子たちの姿も。

仙石相談員は、夫人の転院が決まってから約一カ月、県内の病院やリハビリセンターへ何度も電話をかけ、空きベッド数や待ち時間の平均、患者宅からの距離などを調べた。「高齢の患者さんが病院や主治医を変えるのは、精神的にも、体力的にも大変なこと。できる限り希望に沿う、より良い情報を提供しなくては」

いよいよ出発する段になると、仙石相談員は車いすに寄り添い、「どうぞ、お大事に」と言葉を掛けた。すると、後遺症から言葉を発せられない夫人も、その顔を一瞬、ほころばせる。老夫妻を乗せた自動車を見送った後、窓口に戻った仙石相談員は、まっ先に転院先の病院へ一報を入れた。「本人は自宅療養を希望しておられます。でも、常に介護できる人がご主人だけなんです。それと、まだ排泄《はいせつ》が自力ではできなくて……」

あこがれと戸惑い

「憩の家」は、医療、信仰、生活の三つの側面から、真の救済を目指す。その中の生活面に携わる世話部（中田武彦部長）は、養成係、相談係、福祉係で構成されている。

病気が原因で起こる問題はさまざま。負担の限界を超える医療費、残された子どもの養育、退院後の社会復帰……。福祉相談員の役目は、患者とその家族が抱える諸問題に対し、あらゆる公的制度や機関を紹介しバックアップすること。昭和四十一年の開所時から設置されているが、そこには「病気ではなく病人を診る」という創設理念が垣間見える。

現在は、六人が勤務。お互いに意見交換を重ね、専門知識や技量を磨き合っている。

昼下がり、仙石相談員は手術を受けた患者宅へ、支払い保留の件で説明の電話をかけた。「健康保険に加入しておられる方の一カ月の医療費が一定額を超えた場合、申請すれば過料分が返ってきます」。電話の応答からは、十分に説明が伝わっていない様子。

約十分間の電話での説明を終えたが、仙石相談員はしっくりしない表情。それを隣席で聞いていた田中利佳相談員（27歳）は、「本人から事情を詳しく聞いてから対処しても遅くないのでは」とアドバイス。「でも、金額が微妙なラインでしょう。かと言って、『いくらなら払えますか』とは聞けないし」。二人は書類を見合わせ、一緒に首をかしげた。

そして、「人生経験の浅い私には、どれも難問ばかりです」。仙石相談員は昭和四十七年、京都府向日《むこう》市の生まれ。幼いころ、近くに住んでいた障害児と友達になり、一緒に鬼ごっこなどをして遊んだ。そんな時、けげんな目付きで通り過ぎる大人たちに気付き、〝福祉〟の概念を肌で感じた。高校に入ると、地域の手話・点字サークルに参加し、大学では社会福祉を専攻。

あこがれて就いた今の仕事。しかし、現場に入ると金銭や家族関係の相談に戸惑いが続いた。「時には、自分たちの非力さを痛感します。私たちがいく

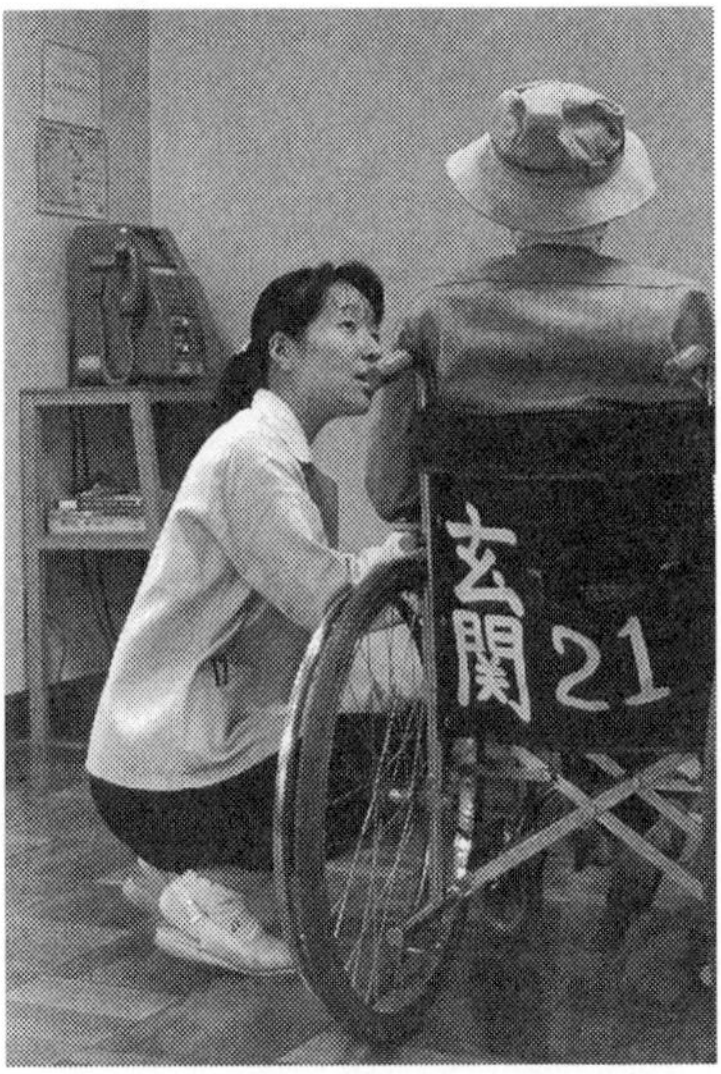

患者により添う仙石相談員。相手の立場で、また、「自分なら」との思いで悩みに耳を傾ける

らベストを尽くしても、当事者が動かないと何も解決しないのですから」

✣

午後五時、勤務を終えて本部神殿へ向かう仙石相談員。「難問に出合い悩んでも、神殿では不思議と心が落ち着き、安らぐんです」。そして、参拝の帰途、「最近は受けた相談を『もし、私がそういう立場なら』と考えています。どの相談も事務的に済ませたくなくて」と。その少しはにかんだような笑顔に、あかね色に染まった親里の夕焼けが降り注いだ。

最先端の技と心

木綿の帽子と白衣に身を包み自動ドアを抜けると、心拍を刻む電子音が室内の空気を震わせていた。六階の67病棟、集中治療室（ＩＣＵ）。重症の患者や手術後の患者に、密度の濃い治療を施す病棟だ。

クリーム色に統一された室内は、思いのほか明るく広い。十二台のベッドのすき間を埋めるように、脈拍、血圧、心機能などを監視する各種装置。モニターを見つめる吉田秀人・臨床工学技士（36歳）は、患者の容体を伝える波形のデータを念入りに確認する。ピッ、ピッ……。秋のやわらかな朝日に包まれた室内に〝生命の拍動〟が響く。「確実に作動しているか、誤差はないか。医療機器を通して患者さんの生命を見守るのが、私の仕事です」

医療機器のエンジニア

医療は日進月歩。検査や治療のための機器も目覚ましく発達した。臨床工学技士は、そんな時代の要請から生まれた。

松尾収二・臨床病理部長（43歳）は、「現場には多くの医療機器が導入されている。病気になれば、だれもが多かれ少なかれこの機器のお世話になる。今や治療には欠かせない存在。特に近年は、コンピューターで制御された医療機器が高度化。より的確に対応するための専門的知識と技術が必要になってきた」と話す。

「憩の家」では九年前（一九八八年）の法制化と同時に、臨床工学技士を採用。手術部や人工透析室、心臓の精密検査や治療を行う心臓カテーテル室などで十八人が働いている。

工学技士が扱う機器類のほとんどは、いわゆる生命維持管理装置。人工透析器や人工呼吸器など、人間の臓器の補助・代用ともなる重要なものばかり。

吉田技士が所属するのは手術部。心臓外科手術で人工心肺装置の維持・管理などを行うとともに、脳波や神経機能の監視など、患者の容体を逐一見守る。術後も心機能が低下すれば、装置でバックアップ。いわば〝命の見張り番〟だ。

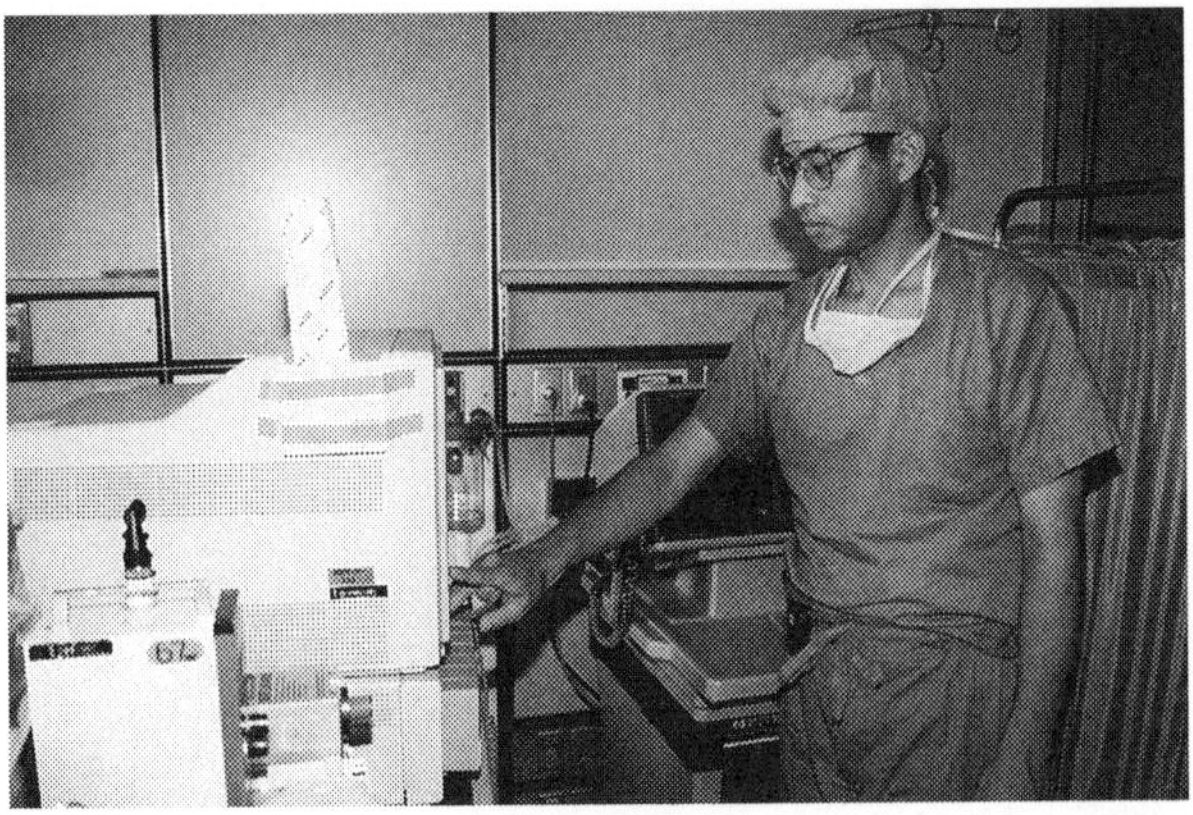

医療機器を通して〝命の声〟に耳を傾ける吉田技士

この日も、徹夜の緊急手術を終えたばかり。朝食を素早く済ませると、ＩＣＵに術後の患者を訪ねた。

松尾部長は言う。「医師が患者と医療機器を同時に見るには、限界がある。治療中に機器が故障すれば、生命にもかかわる。それだけに医学的な見地や経験はもちろん、豊富な専門知識と寸分違わぬ技術が要求されます」。先端医療現場で、工学技士の役割は大きい。

波形の〝声〟を聞く

ＩＣＵで患者の順調な経過を確認した吉田技士。今度は階上の人工心肺準備室へ足を急がせる。

室内は壁一面、機器の部品が入った段ボール箱。それらを一つひとつ確かめながら、部品や器具類を手際よく取り出す。性能をチェックするのだ。「酸素の交換率や使用法など、同じ人工心肺装置でも、さまざまな種類がある。患者さんの容体も、それぞれ。できるだけ容体に合った機種が使えるように、性能や構造、操作法を十分に把握する。一時的とはいえ、患者さんの体の一部になるわけですから」。部品を両手に抱えると、手術室へと踵《きびす》を返した。

冷静な判断。確実な操作。モニターに映し出されるデータから患者さんの状態を的確に把握する――吉田技士の身上だ。即時対応できるように、いつでも機器が万全に働くように。二十四時間態勢の不規則な勤務の合間をぬって、装置の整備や、緊急手術を想定したシミュレーションに余念がない。

「以前まで臨床工学技士の仕事は〝機械的〟な作業だと思っていた」と吉田技士。「もちろん、その正確さは基本。でも、それだけではない」

そう感じたのは、家庭を持ってから。わが子と変わらぬ年の子どもが運ばれてきた時のことだ。たくさんのチューブを付けた姿に、胸が締め付けられた。「その時、思ったのです。大切なのは波形に表れる〝命の声〟に耳を傾けることだ」と。「他の病棟に比べて、患者さんとのふれあいはほんのひと時。でも、苦しいことや悲しいこと、回復の喜び……。そうした患者の喜怒哀楽を、私たちも分かち合いたいと思って」。吉田技士は、きょうも技と心を磨きながら命の声に耳を澄ましている。

母の愛情をはぐくむ

午後一時、地下一階会議室にマタニティードレスやオーバーオールを着た妊婦が集まってきた。室内には心地よいＢＧＭが流れ、母子手帳を手にした妊婦らを朗らかな笑顔の助産婦が迎える。

「憩の家」で出産予定の妊婦を対象にした「母親教室」。妊娠中の母体の変化、胎児の発育、心の持ち方。初期、中期、後期の三回の受講を通し、心身ともに〝母〟としての自覚を高め合う。

「母親教室」初期。この日参加したのは妊娠四カ月前後の八人。経産婦、初産婦が交じって机を囲む。「そろそろ始めましょうか」。助産婦の言葉に、妊婦らの表情もわずかに引き締まった。

親としての自覚を

「歯ブラシは自分にあったサイズを」「歯磨き粉には除菌効果はないので、水やお茶でこすり落とす方法も試してみては」。女性の歯科衛生士による衛生指導。妊娠中は、唾《だ》液《えき》の酸性化、ホルモンの変化、歯磨きがおろそかになるなど、虫歯になりやすい条件が重なる。そのため初期講座では、歯科衛生士が出向いての指導も行っている。

さらに、女性の事情部講師が親としての心づくり、心の治め方を話す。一つの肉体に、もう一つの魂と肉体が宿る妊娠。妊婦にとっては、命そのものの尊さをあらためて考え直す時期でもある。妊婦らは真剣な表情で説明に耳を傾け、熱心にメモを取る。

事情部講師は、出産に当たっての心構えや、をびや許し（人間宿し込みの元の場所である「ぢば」から出される安産の許し）の説明をした後、やや緊張した面持ちの妊婦らに「あまり神経質にならず、神様にもたれて自然に大らかにしていれば大丈夫ですよ」と、ほほ笑みかけた。

不安を取り除く

妊娠七、八カ月の妊婦を対象にした「母親教室」後期。この日は六人が参加。同じ時期の妊婦同士、家庭生活や妊娠中の苦労、また個人的な悩みなど、十年来の友達のように話し合う。

同教室では、妊婦同士の交流と助産婦との信頼関係を深めるため、今年（一九九七年）四月から、計三回の受講を同じ妊婦と同じ助産婦で行う小人数のグループ制に変えた。気心知れた雰囲気が漂うのは、初期、中期と同じメンバーで受講してきたためだ。

「時間の調整など大変な面もあるが、妊婦同士で悩みを共有できる場ができた。助産婦も、一人ひとりの家庭の状況や立場に合った指導が可能になった」と、このグループを担当する阪本喜代子助産婦（29歳）。

この時期の胎児は平均四十センチ、体重は千五百グラム前後。胎児の成長とともに妊婦の胃が押し上げられるため、胸やけしやすい時期でもある。

妊婦からは「あまり食事がのどを通らない」「トイレが近くなった」といった声も聞かれる。阪本助産婦は一つひとつの悩みに対して、原因を説明し的確なアドバイスを送る。

産科病棟の瀬川富美子婦長（42歳）は、「最近は核家族化が進み、親から出産についての〝生の声〟を聞く機会が少なくなった。その分、はんらんしている妊娠・出産の本

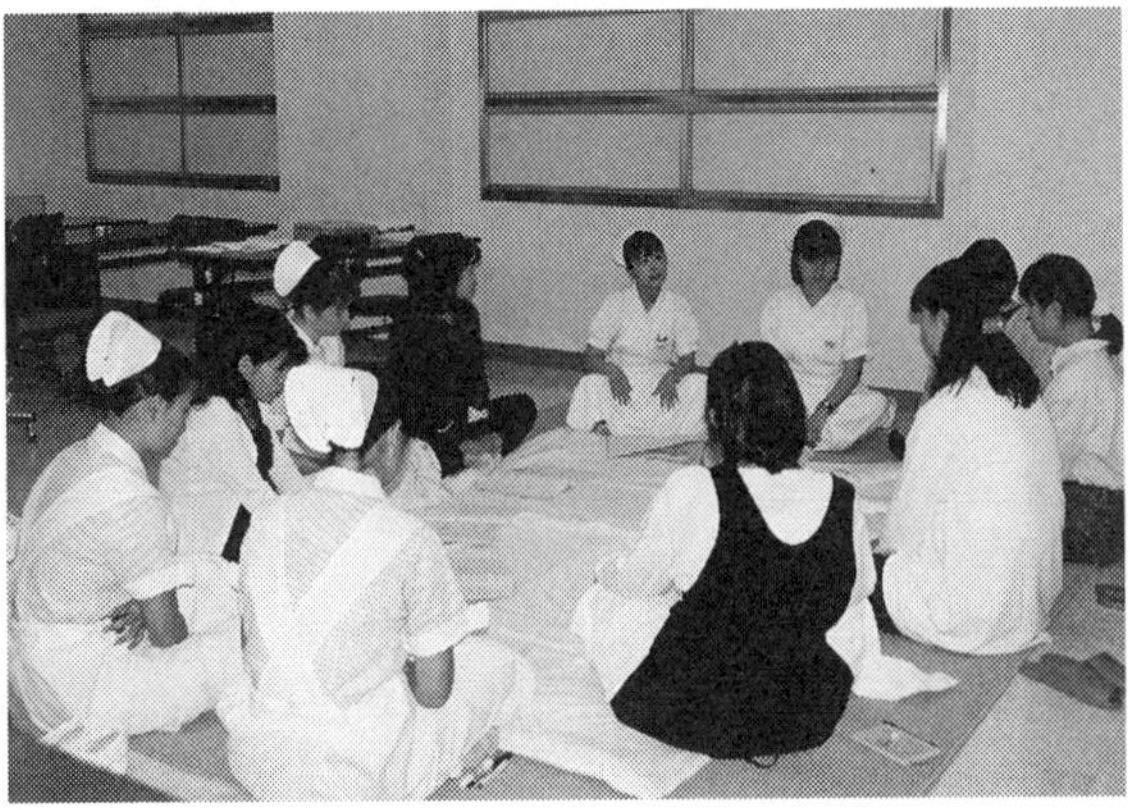

分娩時の呼吸法、補助動作を学ぶ妊婦たち。「母親教室」では心身ともに母親としての自覚を高め合う

などに頼り過ぎ、情報に振り回される傾向が強い」と指摘する。「頼る気持ちが強い分、自分が育てるのだという一番大切な意識が薄くなってしまう。私たちはその人に合った保健指導を行うが、あくまで〝主役〟は出産する本人。妊娠中の不安を少しずつ解消していき、〝母〟としての愛情をゆっくりと養ってもらうことが、この教室の一番の趣旨なんです」。一児の母でもある瀬川婦長は、自身の経験を踏まえてそう話す。

✣

三回目となる「母親教室」の締めくくりは、入院に際しての産科病棟見学。諸説明の後、新生児室のカーテンが内側から開かれた。妊婦らは目を輝かせ、ガラス窓に吸い付くように顔を寄せる。思わず「かわいい！」と声が漏れた。もうすぐ生まれる自分の子どもの姿を室内の新生児に重ね合わせ、妊婦らは食い入るように見つめる。

二十七歳のある妊婦は、「初めてのお産なので不安も大きい。でも赤ちゃんを見たら胸が熱くなり、〝頑張るぞ〟という気持ちが生まれてきました」。そう言って、大きくなったおなかに優しく手を当てた。

〝おたまじゃくし〟泳ぐ

幅二メートル、奥行き六メートルほどの狭い空間に、張りのある声が交錯する。

「患者さんとかかわって、印象に残ったことは？」

「その時、どうしたの？」

「次から、どうしたらいいか分かる？」

56病棟、北側の廊下に面した一室。三方の壁は、簡易ベッドを収めた棚。奥のパイプいすに、まだあどけなさの残る三人の准看護学生が座る。看護婦を目指し、卵から生まれて泳ぎ出したばかりの、いわば〝おたまじゃくし〟。次々と質問を投げ、うなずき、勇気づけているのは、実習指導を務める久良木美樹看護婦（22歳）。そばから、婦長と准看護婦養成所の教員が言葉を添える。

腹部一般外科のこの病棟で、生徒たちは五週間にわたり実習する。この日は二週間目の最終日。患者とのかかわり方を中心に、熱のこもった質疑応答が続く。

ちょっとカビ臭いような、窓もない、小さな倉庫。だが、そこはまぎれもなく、看護婦を目指す少女たちの〝教室〟だった。

十七歳、心の変化

天理准看護婦養成所*は、「憩の家」開所の三年前、昭和三十八年の設置。「看護ようぼくの育成」を掲げて歩む二年制の教育機関。この春(一九九七年)までに、三十三期、約二千人を送り出した。彼女らこそが、「憩の家」ならではの看護を支えてきた。

生徒は、昼は養成所、夜は天理高校第二部で学ぶ。准看護婦の資格を得ると、続く二年間は「憩の家」で勤務しながら、第二部に通う。その後は、そのまま現場に入る者もいるが、大半は天理看護学院に進学、正看護婦を目指す。

養成所の一年目は、いわゆる座学。二年目は、五月から十二月まで病院実習。途中に夏休みを挟むが、総実習時間は六百十二時間。外来、外科・内科の病棟、産婦人科、小児科、手術室と、さまざまな現場を体験する。

56病棟に来ていた一人、花田智恵実習生は四人姉妹の三番目。二人の姉は、すでに看

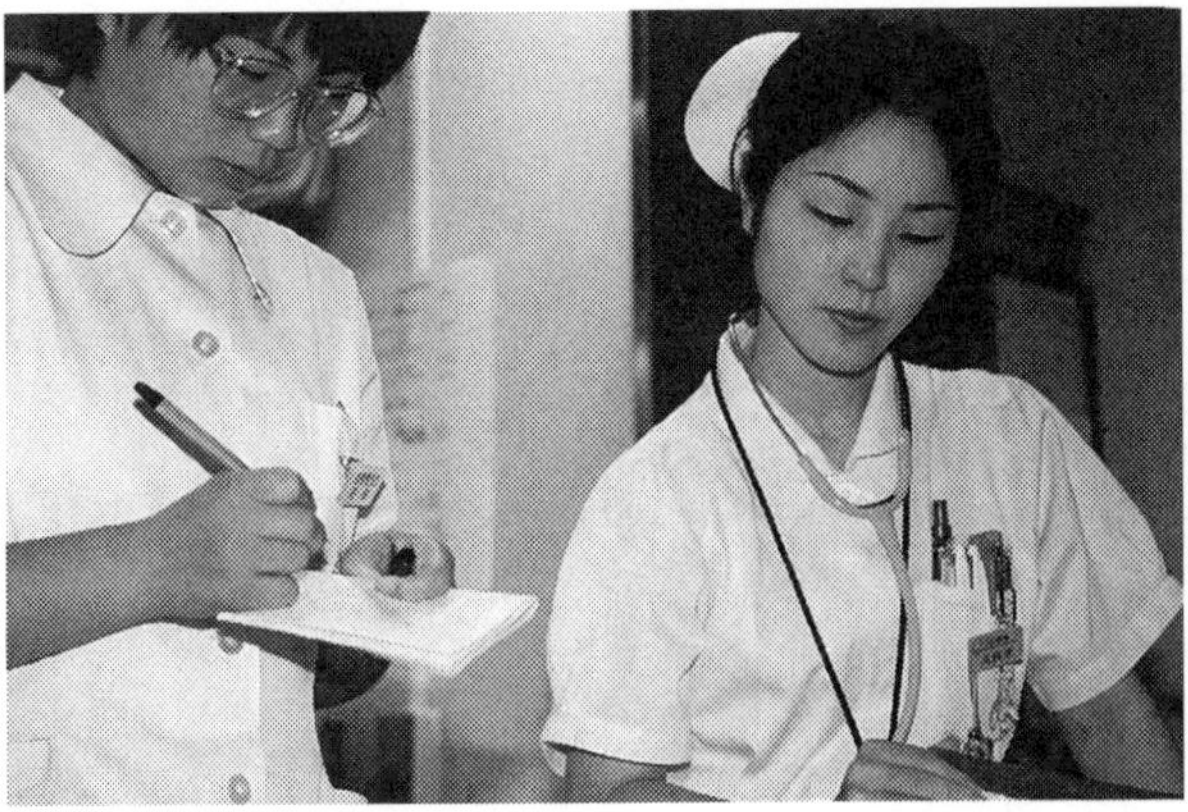
先輩のアドバイスに、真剣に聞き入る実習生。院内すべてが、彼女たちの〝教室〟でもある

護婦として勤務。一つ下の妹が、養成所の一年生。彼女のように姉妹、あるいは母娘が同窓というケースが多いのも、天理准看護婦養成所の特徴の一つ。「つらいつらいと言いながら、なぜか目が生き生きしていた。そんな姉たちを見て、志願した」という花田実習生。この病院実習を通して、「少し答えが見えてきたように思う」と言う。

この七月、実習先の病棟で相次いで三人の患者さんを見送った。三人目は、二週間近くお世話をした。婦長の勧めで、遺体の処置に携わり、病理解剖にも立ち会った。

「家族の方々に顔を合わせるのがつらくて。泣きたい、けど泣いてはいけない。怖い、でもしっかり目を開いていなくては」。わずか、十七歳。多感な胸に、命の尊さが、家族の絆《きずな》が、深く刻み込まれた。

「教会で、おつとめもしていた。でも、自分のことばかり祈っていた気がする。実習に出て、学校の行き帰りに、患者さんのことを真剣に祈っている自分に気が付きました」

理想を追って

狭い倉庫でのカンファレンス（討議）。久良木看護婦の質問に、花田実習生が答える。

「一生懸命に生きている末期の方を前にして、何の声掛けもできなくて。ただ、痛くないようにお世話したいと思って」。「そんなときは、何も言わなくていい。思いはきっと伝わるから」

「知識も技術も、もちろん大切。でもそれは、これからもずっと求め、学び続けていくこと」と、久良木看護婦は言う。「多感ないま、生徒たちに学んでもらいたいのは〝こころ〟。いくら技術があっても、心から患者を思い、手を添えようという気持ちがなければ、本当の看護はできない」

同じ56病棟に姉がいた。花田ひとみ看護婦（22歳）。「同じ道を来たから、妹が考えていることや悩んでいることが何となく分かる」と。そして、「私はいま、バタバタと忙しい中で、ふと初心を忘れているなあと気付くときがある。そんな日は、神殿に参って振り返る。理想だけでもだめ、技術だけでもだめ。頑張らなきゃ、って」。

＊　天理准看護婦養成所……平成九年に、国の准看護婦制度廃止の方針を受けて閉所の決定がなされた。平成十三年三月の第三十七期生卒業をもってその幕を閉じる。

絆、なお強く

七階講堂。職員有志の奏でる雅楽の音が静かに響く。十月二十七日（一九九七年）午後、「病理解剖慰霊祭」が、遺族や関係者のほか、深谷善和理事長、楠川禮造院長をはじめとする医師、看護婦長・主任、各部の代表らが参列し、厳かに執り行われた。開所以来、毎年秋に行われており、今年は三十回目の節目《ふしめ》を迎えた。

深谷理事長のあいさつに続いて、昨年九月から今年八月までに出直し（死去）し、病理解剖された百四十九柱の霊《みたま》の名前が一人ひとり読み上げられる。家族の名を聞き漏らすまいと、耳を澄まし、神妙な面持ちの遺族たち。引き続いて、今村俊三事務局長を斎主として、祭儀が営まれた。

信頼のあかし

南別館二階奥。神殿により近い場所に病理研究室がある。小橋陽一郎医師（48歳）が病理解剖によって取り出した組織を顕微鏡で観察していた。ここで得られた情報は、通院や入院した時に行われる生検（組織を取って検査すること）に役立てられ、日々の治療にも生かされる。

「憩の家」で出直す人は、決して少なくない。診断や治療を検証し、少しでも次に役立てようとする病理解剖は、医学進展のために欠かせない。「病理医のことは、院内でも知らない人が多いんですよ」と小橋医師は苦笑する。

これまで病理解剖した遺体は、約千五百体。「憩の家」では年間百四十件から二百件近い病理解剖が行われている。その数は大学病院を除くと、関西で一、二の多さ。開所以来の累計は四千二百件に上る。これは、患者や家族との信頼関係と医療研究に対して熱心である証《あかし》。医療関係者の間では病院評価の大きな要素となっている。

遺族は、遺体に傷をつけることを嫌う。病理解剖を申し出ると、家族の出直しという悲しみと相まって、断られる場合が多い。だが「憩の家」では、入院中に培ってきたスタッフとの信頼関係や、主治医の医療に対する情熱に打たれて、「少しでも役に立つの

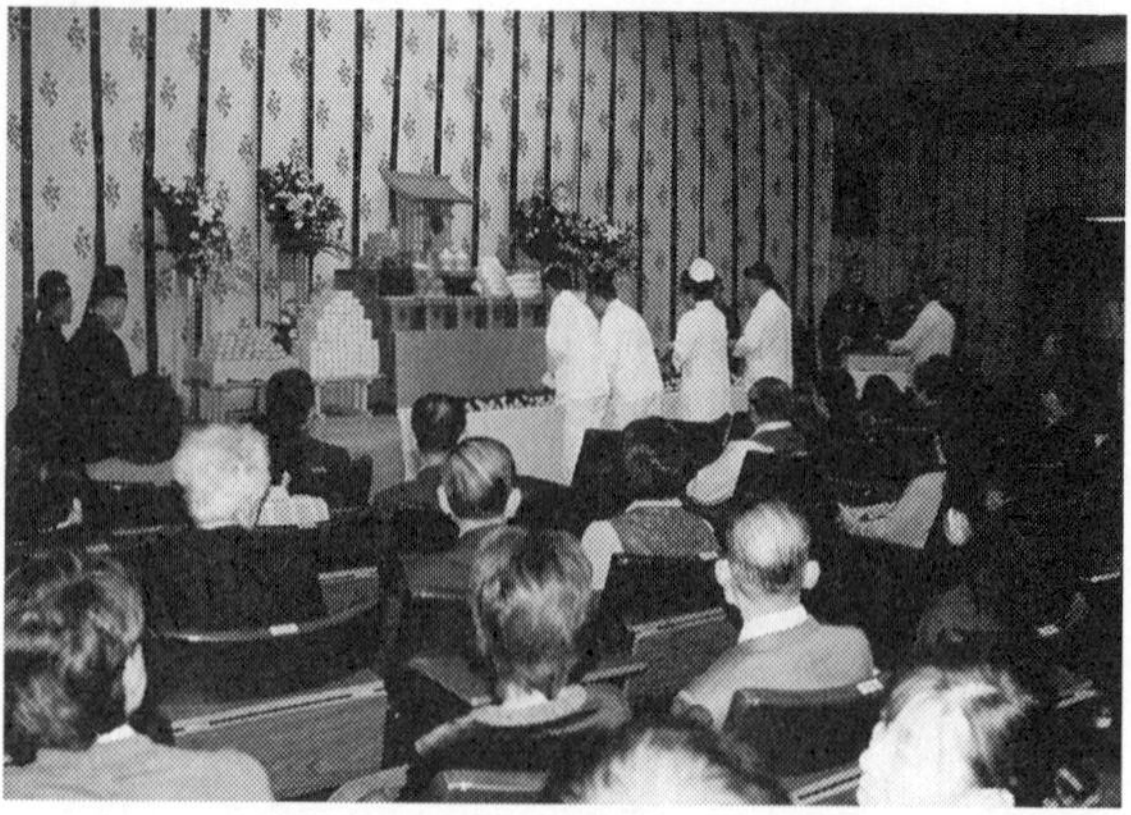

遺族だけでなく、白衣姿の「憩の家」関係者も多数参列して、「病理解剖慰霊祭」が厳かに執り行われた

なら」と解剖に同意する人がほとんどという。

医学的知識や医療機器の発達によって、大きな治療の見落としや間違いはほとんどなくなった。けれども、分からないこともまだまだある。「それらを一つひとつ解決しながら、病因の解明、診断・治療の進展に少しでも寄与できるよう努力し続けたい」と小橋医師。

お互いの涙

七階講堂。雅楽の音がぴたりとやんで、斎主が祭文を奏上する。「……病の原因《もと》を一段と究《きわ》め、医術の道に一層の光を与え、病み苦しむ人々を救《たす》けさせていただけるよう努めさせていただく所存でございます……」

再び奏楽が始まり、遺族の一人ひとりが献花。

ある女性は、「夫は何度も親神様のご守護を頂きました。親里にある『憩の家』で出直したのも大きなご守護だと思っています。医療の発展に少しでも役立つのならと、解剖に同意しました」。

今年二月に夫を亡くした女性も、「寝たきりになってもおかしくなかったのに、去年一年間は元気で家族旅行にも行くことができ、最期もほとんど苦しまず、眠るように出直しました。親神様のご守護、主治医の先生への感謝を込めて、解剖に同意しました。夫も原因を知りたがっていたし、世の中の役に立つのだから、きっと喜んでいるでしょう」。そう言うと、そっと目頭を押さえた。

✣

滞りなく祭儀が終了。講堂を後にする遺族を、理事長、院長、斎主をはじめ、病院スタッフが狭い廊下にずらりと並んで見送る。主治医や看護婦と遺族がお互いに駆け寄って、手を取りながら涙を浮かべる姿もあちこちに。信頼と感謝の絆《きずな》は、いまなお強く結ばれている。

いつも笑顔で心くばり

午前八時半。建物の西面に病室が並ぶ四階47病棟（眼科）にも、ようやく朝の光が差し込む。「おはようございます、お掃除させていただきます」と、村島恵看護助手（25歳）が病室に入ってきた。入院患者が退室すると、隅々まで、なでるようにモップがけを始めた。毎朝、欠かさないのだが、綿ぼこりや砂粒、髪の毛などが次々とかき出される。やがて、「終わりました。どうぞお入りください」と笑顔で告げた。

掃除の間、病室の外で待っていた白内障の男性は、はつらつとした声に「いつもニコニコだね」と共にニッコリ。村島看護助手は勤務五年目。眼科病棟（47、40B）に勤める看護助手五人の、リーダー格でもある。

〝手足〟となって

午前十時、入院患者の洗髪の時間。白衣にナースキャップ姿の小川ひろみ看護婦（30歳）が、各病室をまわる。その横に黄色の作業着と同じ色の三角巾《さんかくきん》を着けた村島看護助手。

小川看護婦は、「かゆいところはありますか」と患者に声を掛けながら、頭髪の付け根からもむように洗う。村島看護助手は、間合いを見計らい、ぬるま湯の入ったカップをゆっくりと傾ける。洗髪が終わると、小川看護婦はドライヤーで乾かし始めた。その間に、村島看護助手はバケツの湯を入れ替えて次の病室へ。

現在、「憩の家」には病棟、外来をあわせて九十二人の看護助手が勤務する。その主な業務は、配膳《はいぜん》やシーツ交換、ごみ出しなど、院内の環境整備や入院患者の生活面の支援。ただし、法規に基づく資格を持たないため、「婦長・主任・看護婦・准看護婦から指示を受けて補助的業務を行い、指示を受けた人に報告をする」（日本看護協会出版会『看護婦業務指針』から）とされている。看護婦と服装や業務内容に違いがあるのも、このため。

だが、現場での役割は重要で、信頼も厚い。森芳子婦長（46歳）も、「いつも患者さんの〝手足〟となり、心くばりに徹してくれます。ときには、私たちが聞きもらした患者さんの要望を、彼女らは配膳や掃除の合間に聞き、余さず伝えてくれます。おかげで看護計画の修正にもなって」と言う。

昼食の時間。この日のおかずは煮魚、それも小骨の多いマナガツオ。村島看護助手は、一皿だけをより分け、身をほぐし小骨を箸《はし》で一本ずつ取り除いた。「これを食べる患者さんは、最近特に視力が低下しています。骨がのどに刺さるといけないので」

食事を届ける時も、「お茶を入れておきましょうか。熱いですよ」と声を掛け、患者の手を湯飲みにそっと当てた。置き場所を確認してもらうためだ。そして、「食べ終わったら、取りに来ます」と声を掛け病室を出た。どんな場合でも、笑顔と患者への心くばりを忘れない村島看護助手。「私たちの役割は、患者さんの生活面を少しでもお手伝いすること。同じするなら、笑顔の方が患者さんにも喜んでいただけると思って……」

患者のひと言が

病室内がまどろむ午後一時半。しかし、看護助手にとってはトイレ掃除の時間帯。村島看護助手もスリッパからゴム長靴にはき替え、厚いゴム手袋を装着。漂白剤と磨き砂を混ぜ合わせた特製の洗剤で、タイルの隅々まで、さらに男子の便器にまで手を入れ、こびりついた黄ばみをタワシでこすり落とした。

「やはり、最初は抵抗がありましたよ。そんな時は、『これも大事な仕事だ』と、自分に言い聞かせました。それに汚れたまま放ってもおけないし。そうするうち、徹底的に磨かないと気が済まなくなって」。額には玉の汗。

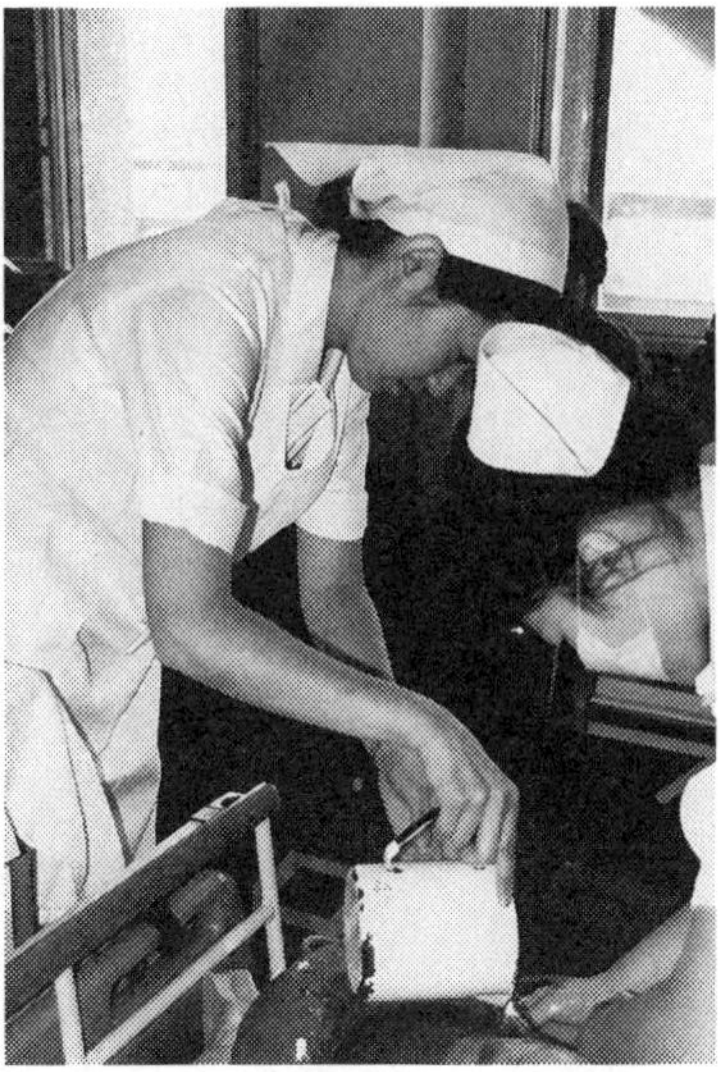

「もっと患者さんの役に立ちたい」。村島看護助手（左）の思いが、洗髪を補助する動きから伝わる

もう終わろうかというころ。白髪交じりの老女が、手探りで壁や手すりにすがりながら、用を足しに来た。その片目には、手術後の当て金が。おぼろげなまなざしで、彼女らの働きを見た老女は、ひと言、「いつも、ご苦労やね」。

村島看護助手は、突然のことに「気を付けて、入ってください」と返すのみ。再び、真剣な表情で便器を磨き始めた。

そして、こう言った。「患者さんからお礼を言っていただくたびに、『私たちの仕事が役立っている』と実感し、やりがいを感じます。その喜びに、『もっと、もっと患者さんの役に立ちたい』と思うんです」と。

見えない菌が相手

自動ドアが開くと、熱気と喧噪《けんそう》が一気にあふれ出す。七階、手術室に隣接した「中央滅菌材料室（略称＝中材）」。各病棟の医療器材の洗浄・滅菌や、ガーゼや脱脂綿などの医療用品の滅菌、保管を一手に請け負う部署だ。

午前八時すぎ、前日に使用された各病棟の医療器材が次々と運び込まれる。「○○病棟、セッシ○本、トレイ○個……」。スタッフは持ち込まれた器材リストを見ながら確認。台車から洗浄機へ移された。

あめ色の床には、ちり一つ落ちていない。その奥の部屋で洗浄され、紙製のパックで包装された器材は、最後に滅菌機へと運ばれた。松田健一技能員（57歳）は大型のオーブンに似た機械のスチール製の棚に手際よく、だが確かめるように器材を並べ始める。

「消毒ではなく滅菌。器材に付着した細菌をすべて取り除かなくては意味がない。見えない細菌が相手だけに、並べ方一つにも気を使います」

限りなくゼロに

滅菌の方法は三種類。金属やゴム、布など、材質によって高圧蒸気、乾熱、ガス滅菌機に分けられる。全十台のうち九台が高圧蒸気と乾熱機。一三〇度から一八〇度の高熱で処理するため、室内はむせるような暑さ。撮影しようとカメラをのぞくと、ファインダーが白く曇る。思わず上着を脱いだ。

しかし、初冬の十一月は「まだ楽な方」と松田技能員。「夏は空調が入っても三〇度を超すこともある。冬と比べて体重が五キロは減る。汗をかいても、気軽に手で拭《ぬぐ》うことはできない。ちょっとの不潔が、大きな事故につながりかねませんから」と、痩身《そうしん》の技能員は話す。一時間ほどで、壁の温度計は二八度を指した。

細菌レベルで患者の安全を守ることを第一に考えている「中材」。特に近年は、「O《オー》157」や「MRSA（メチシリン耐性黄色ブドウ球菌）」などの感染症が社会問題化。多くの人が集まり、免疫力の低下した患者を抱える病院にとって、感染防止は大きな課題の一つとなる。

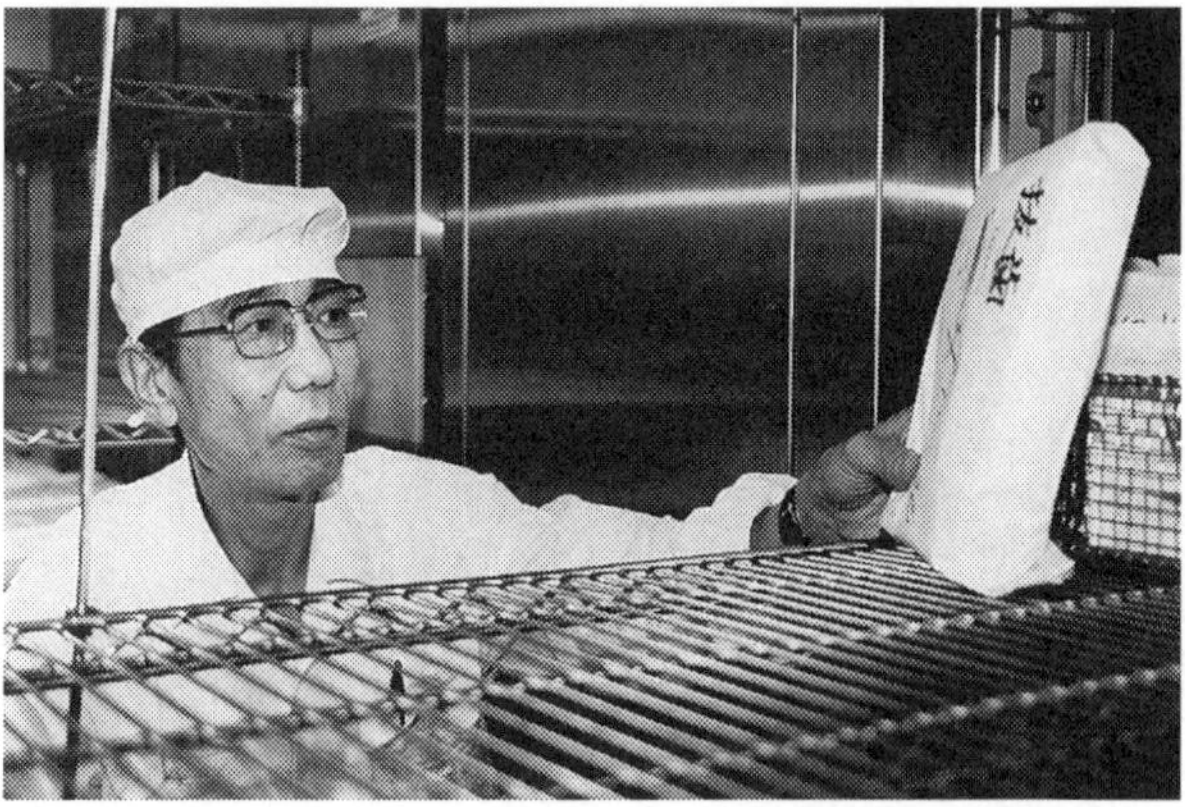

「器材のすみずみまで熱が行き渡るように…」。作業は単純そうだが、実は奥が深い

また、「ここ十年で医療技術が急激に進歩。医療そのものが変わりつつある」と上垣さち婦長(43歳)。例えば手術。ひと昔前に比べ「高齢者や乳幼児などの手術が増加。抵抗力が弱いため、以前にも増して滅菌度が重要になってきた」と説明する。中材は〝縁の下〟の役割だが、器材なしでは成り立たない現代医療の要《かなめ》の一つとなっている。

体に残る〝勲章〟

昼すぎ。途中二回、モップによる床の除菌清掃を挟んで、再び作業へ。淡々と器材を並べる動作が続く。「単調に見えるでしょうが、実は結構コツがいるんですよ」と松田技能員。「滅菌は、器材に蒸気やガスなどが触れることで初めて作用する。だから、熱の流れをちゃんと考えて並べなくてはならない。器材にくまなく蒸気が行き渡るか、確実に滅菌されているか……。この仕事は、〝確実にできて当たり前〟。少しのミスも許されない。それだけに、決められた作業を確実にこなすことが大切になる」と話す。

扱う器材は、ざっと百種類以上。「どんな名前か。どこで、何に使う器材か。仕事上、患者さんと接することは少ないが、ここで滅菌した器材を使って患者さんは治療を受けている。だから何でも知っていないとね」と。

しばしば患者あての手紙や子どもの絵本、玩具《がんぐ》などが棚に並ぶことがある。「年をとったせいか、時々胸が熱くなることも。二十数年、ひたすら器材を扱ってきたが、最近、ようやく見えてきたものがあるんです。地道な仕事だが、患者さんの〝人生のひとコマ〟を支えている、ということを」。長い勤務生活を支えてきたものは、そんな誇りだと、松田技能員は話した。

夕方。きょう一日、何度も洗った両手が白くふやけていた。「ベテランといっても、失敗することも多いんですよ」。そう話す顔や首、そでをまくって見せてくれた腕に、やけどの跡が残る。滅菌した器材を取り出す際、「うっかりして熱いスチール棚に触れてしまって」と苦笑する。地道に、目に見えない細菌と向かい続けた〝勲章〟に違いない。

がんを知る

日がとっぷりと暮れた午後六時、南別館四階の会議室に明かりがともった。外来診療も終わり、静まり返った院内とは対照的に、四十人近い人で埋まった室内には雑然とした雰囲気が漂う。部屋に入り切れない人のために、備え付けの机は廊下に出され、急遽《きゅうきょ》用意されたパイプいすも程なく埋まった。

「オンコロジー（腫瘍学《しゅようがく》）勉強会」。悪性腫瘍、つまり、がんの治療について医療従事者が相互に考え、学び合う自主的な会合である。昨年（一九九六年）七月に発足。以来、今回で十回目の勉強会を迎えた。

参加者の顔ぶれは医師、看護婦、薬剤師、検査技師とさまざま。所属科も血液内科、呼吸器内科、脳神経外科、泌尿器科、麻酔科など幅広い。中には勤務を終え、私服の参加者も。

「患者さんの身体的・精神的な苦痛を、少しでも和らげたいという思いは皆同じ。試行錯誤を繰り返す〝現場〟で何か役立つことはないか、皆求めているんです」。会の中心メンバーで、会場の準備に当たっていた血液内科の川上恵基医師（38歳）は、そう話すとスライドの用意を始めた。

垣根を越えて

この日のテーマは、小児がん。小児がんで特に多いと言われるのは、白血病と脳腫瘍。加えて、子どもは体も心も絶えず成長する時期であるため、治療は特に慎重を要する。同時に、精神的な負担の大きい家族へのサポートも重要な課題となる。

そうした課題を踏まえた上で、小児科の医師が「小児がんにおける集学的治療」と題して発表を始めた。集学的治療とは、がんに対して一つの療法だけでは効果が期待できそうにない場合、複数の療法を組み合わせる治療法のこと。医師は「憩の家」における小児がんの内訳、治療方法や今後の課題などスライドを使って述べた。

発表後、真っ先に寄せられた質問は、「両親に子どもの病名を話す場所は？」。さらに、「話を聞く家族側の人数に制限は？」と、次々と質問が飛び交った。

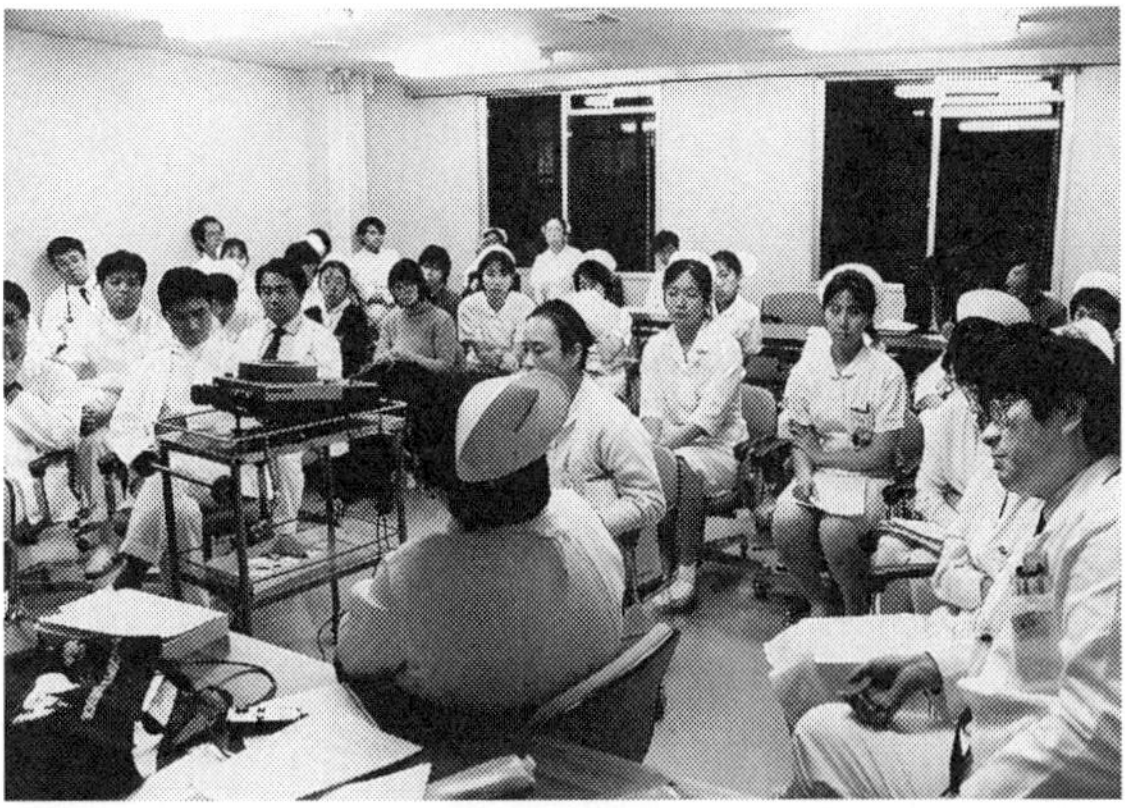

発足から1年半、10回目を迎えた「オンコロジー勉強会」。がんを多角的に考え、学ぶ〝場〟として定着してきた

続いて、小児科看護婦が「悪性腫瘍患児とその家族」をテーマに発表。入院患児とその家族の例をもとに、特に母親の心理状態を中心に体験談を披露した。

「会が発足したそもそもの出発点は、視野を広げたいということ。がん医療に携わる違う科や立場の人の意見を聞くことで、新たな発見があると思った」と川上医師。「でも、まだまだ試行錯誤の段階。今のところ収穫は、気軽に話し合える人間関係ができたということですかね」。最前列で発表を聞いていた川上医師は、そう話した。

襟を正す

約一時間半の勉強会終了後、会の中心メンバーらが次回の内容を決めるミーティングを開いた。

十回の勉強会で、がんを扱う科の発表はひと通り終了したからだ。

「勉強会では、集学的治療に偏ってない？」「もっと緩和ケアの回数を増やした方が良いのでは」といった反省を促す声から、「〝現場〟で抱えているリアルタイムな悩みを取り上げてみては？」という意見も寄せられた。

一九八一年以来、がんは日本人の死亡原因の第一位を占めている。治療技術の発達により、乳がんや子宮がんなど種類によって生存率もかなり高くなっているが、患者にとっては依然として〝不治の病〟という意識が強い。

「より高度な治療法を学び、〝現場〟で実践することが医療者の役目だが、患者さんを無視した〝一方通行〟の治療は避けなくてはならない。一度立ち止まって、患者さんの立場や気持ちをくみ取る姿勢を常に絶やさないようにしなくては」と川上医師は言う。

「この勉強会は、普段の診療で患者さんを不安にさせるような言動や態度をしていないか、自分自身を見つめ直し、襟《えり》を正す場でもあるんです」

話し合いがようやく終わったのは、午後九時前。川上医師は室内の電灯を消すと、再び病棟へ戻っていった。

巨体を見守る

三百六十五日、二十四時間、休みなく呼吸を続ける「憩の家」。その息遣いや鼓動を、昭和四十一年春の開所時から、片時も休まず見守り、記録し続けているセクションがある。地下一階、管理課の中にある「中央監視盤室」。壁面のグラフィックボードには、電力、空調、給排水、ボイラー、ごみ搬送、焼却炉、エレベーター、防災設備など、巨大施設の〝いま〟が、刻々と映し出されている。

警報ブザー

週末の夜、日付が変わろうとするころ。配置に就いたばかりの深夜勤務スタッフの耳に、警報ブザーの音が突き刺さった。監視盤に駆け寄り、表示に見入る野沢孝一技能員（35歳）。「システムエラー」との画面表示に、電気担当の小西弘通技能員（22歳）が、監視盤裏のコンピューターラックへと走った。

トラブルは、表示部コンピューター。二、三日前からぐずっていた記録紙出力用プリンターが故障。その影響で、コンピューターまでもダウンしたのだ。警報を切り、原因を確認し、点検。止まっていたコンピューターを再起動。

七分後、スタッフの表情にゆとりが戻った。「ダウンしたのは、情報表示の機能だけ。電気も水も、すべては順調に動いている」と野沢技能員。

異常事態を知らせる警報音は九種類。火災や電力系統のトラブルといった深刻な事態には、かん高いベルやスピーカー音が鳴り響く。幸い、そのような事態ではなかった。聞けば、故障したプリンターは、おやさとやかた西右第四棟の増築時、昭和五十八年に導入されたもの。十四年間働き続けて、近々取り替える予定だったという。

「多くの人命を預かっている部署。働き始めたころは、ベルが鳴った時に的確に対処できるだろうかと、夜勤に就くのが怖かった」と、野沢技能員は言う。

舞台裏の脈動

地下二階、地上八階。南北の別館を含めると、延べ床面積は六万六千平方メートル。

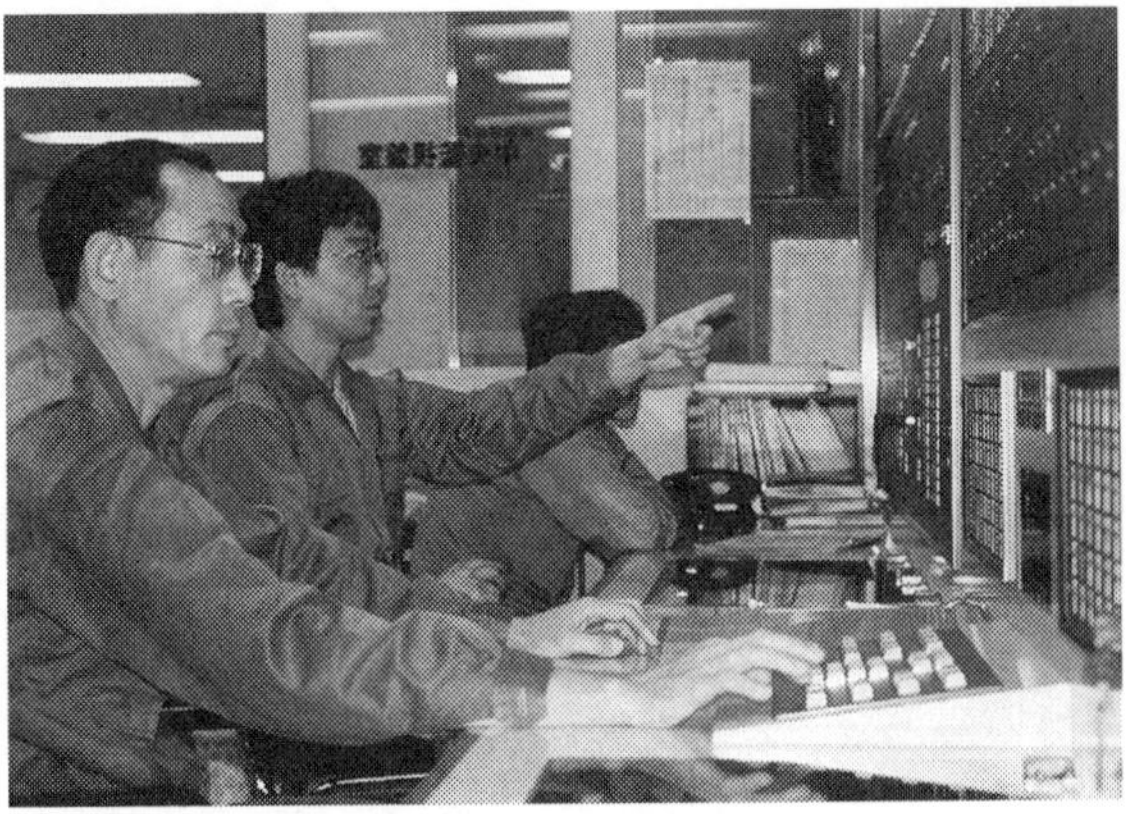

文字通り、24時間態勢で「憩の家」を見守る中央監視盤室。使えて〝当たり前〟の機能を維持するために、スタッフのたゆみない働きがある

その巨体の天井裏や壁の中、床下を、所狭しと電線やダクトが走る。さまざまな設備機器を含めて、それらの保守管理、運用が管理課の仕事。

中央監視盤室は、そんな巨体の隅々に、常時、目と耳を澄ます。詰めるのは、電気担当と機械（ボイラー）担当の二人。地下二階のボイラー監視室にも一人。二十七人いる技能員のほとんどが、電気工事、ボイラー、危険物、消火設備士など、複数の免許を持つ。専門以外のトラブルにも対処できるようにとの配慮からだ。

深夜二時。ボイラー室当直の宮尾省三・主任技能員（49歳）の後を追って、〝舞台裏〟を歩いた。地下深くで、轟々《ごうごう》と蒸気を送り出すボイラー。停電に備え、静かに電気を送り続ける無停電装置、大きな蓄電池の列。医療スタッフや患者たちが、普段見ることのない足下の巨大な空間で、眠らぬ営みが続いていた。

八階の屋根裏に上がれば、大小さまざまなダクト。その間を、迷路のように作業用通路が縫う。

「勤め始めたのは、開所の翌年。最初は、もっぱら機械室の掃除が仕事。おかげで、どこにどんな管があり、設備があるのか頭に入った」。三十一年の時を振り返って、宮尾主任。監視盤に光る小さな電球の輝きで、故障した機器がどこにあるのか、脳裏に浮かんでくるとも言う。

宮尾主任が開けた小さな扉の向こう側、格子越しに、眠りについた親里の町並みを見おろす。屋根裏、破風《はふ》の内は、外気を取り込む吸気口。大きなフィルターが、院内に送り込む空気をろ過していた。

✣

午前四時、給食課始動。六時、各病棟の起床。七時、朝食。監視盤室の自動記録装置は、眠りから覚める巨大施設の動きを、ボイラーの運転状況、給水量、電力使用量といったさまざまなデータとして記録し続けている。

午前八時、日勤のスタッフが管理課のドアを開いた。待っていたかのように、室内で電話が鳴る。病棟で窓ガラスの破損。出勤したばかりの課員が走る。

次の電話は、天理看護学院の寮から。焼却炉の燃料パイプが破損しているという。宮尾主任が、替えのパイプを取りに資材庫に。分院や寮、住宅など、院外の十八施設、延べ五万平方メートルも守備範囲。機器も配管も熟知している。

午前九時。「寮に寄って、修理してから帰りますわ」。燃料パイプを肩にかけ、工具箱を下げて宮尾主任。また、新しい一日が始まった。

昼夜、分かたず

土曜日。時計の針が午後九時を回った。初冠雪を見た親里は、今年（一九九八年）一番の冷え込み。コートの襟《えり》を立て、家路を急いでいた人影も、今はない。消灯時間をほどなく過ぎた病棟は、静かな眠りに就こうとしている。

煌々《こうこう》と明かりが漏れているのは、夜間出入り口わきの救急外来処置室。平日の夜間と日曜祝日に、急患や診療時間外の患者を受け入れている。

「きょうは、どうされましたか」「大丈夫。もうすぐ楽になりますからね」。ドアを開けると、スタッフの声が一気にあふれ出してきた。室内に常設された三つの診察台には、それぞれ急患が。呼吸器や点滴の合間を縫うように、スタッフが動き回る。診療開始からわずか四時間ほどの間に、来院者は二十九人。処置室の夜に、休息は遠い。

夜中の緊急入院

当直スタッフは、朝からの通常勤務に引き続いて。だが、そうとは思えぬほどの機敏さだ。内科、外科の医師が一人ずつ、さらに三人の研修医（レジデント）と四人の外来の看護婦。仮眠休憩があるとはいえ、夜勤は翌朝の八時半まで。実質的な二十四時間勤務となる。ベテランの八百井陽子看護婦（36歳）は、「もちろん疲れます。でも、患者さんを目の当たりにすれば、ね。自分のことなんて頭にないですよ」。

午後十時。診察台で酸素吸入を受けていた男性（71歳）は肺炎との診断。緊急入院が決まった。早速、ポケットベルで知らせを受けた準夜勤の近藤耐子婦長（47歳）が、ベッドの確保に動く。呼吸器内科の50病棟は「空きベッドがない」との返事。各病棟とも月曜日に入院の予定がある。「ほとんど余裕がない。無理を言って一時的に空けてもらうしかないですね」と、再び受話器に手を伸ばす。十五分後、電話口で何度も頭を下げながら49病棟（耳鼻咽喉《いんこう》科）のベッドを確保。ほどなく搬送された。

〝板挟み〟の中で

「憩の家」は、ベッド数一千一床。救急専門病院とは異なる〝緊急告示病院〟。しかし、救急来院者の多さから〝緊急入院〟への対応が課題となっている。救急専門病院では、急患を一時的に入院させ、容体が回復すれば転院させることが多い。だが、常に〝入院待ち〟の患者を抱える「憩の家」では、たとえ空床があっても、実質的には〝満床〟。入院患者の〝回転率〟が大きく違うからだ。

また、男女別の部屋割りも問題だ。この晩、あらかじめ用意できた空床は女性部屋に二つ。が、緊急入院患者三人のうち、二人が男性。予定が立てられないだけに、実情は厳しい。

近藤婦長は、「入院待ちの患者さんばかりか、病棟の婦長にも迷惑がかかる。急患とはいえ、お願いするのはとても心苦しい」。しかし、「目の前で苦しむ患者さんを帰宅させることもできない。何とかするのが私たちの務めですから……」。現場には、そんな〝板挟み〟も多い。

午前一時二十五分。遠巻きにサイレンの音。搬送されてきたのは、トイレで動けなくなったという女性（46歳）。後を追うように、高熱で痙攣《けいれん》を起こした男児（2歳）が両親に抱かれて駆け込んできた。

午前四時すぎ。ようやく、処置室から患者の姿が消えた。スタッフらは仮眠休憩に就

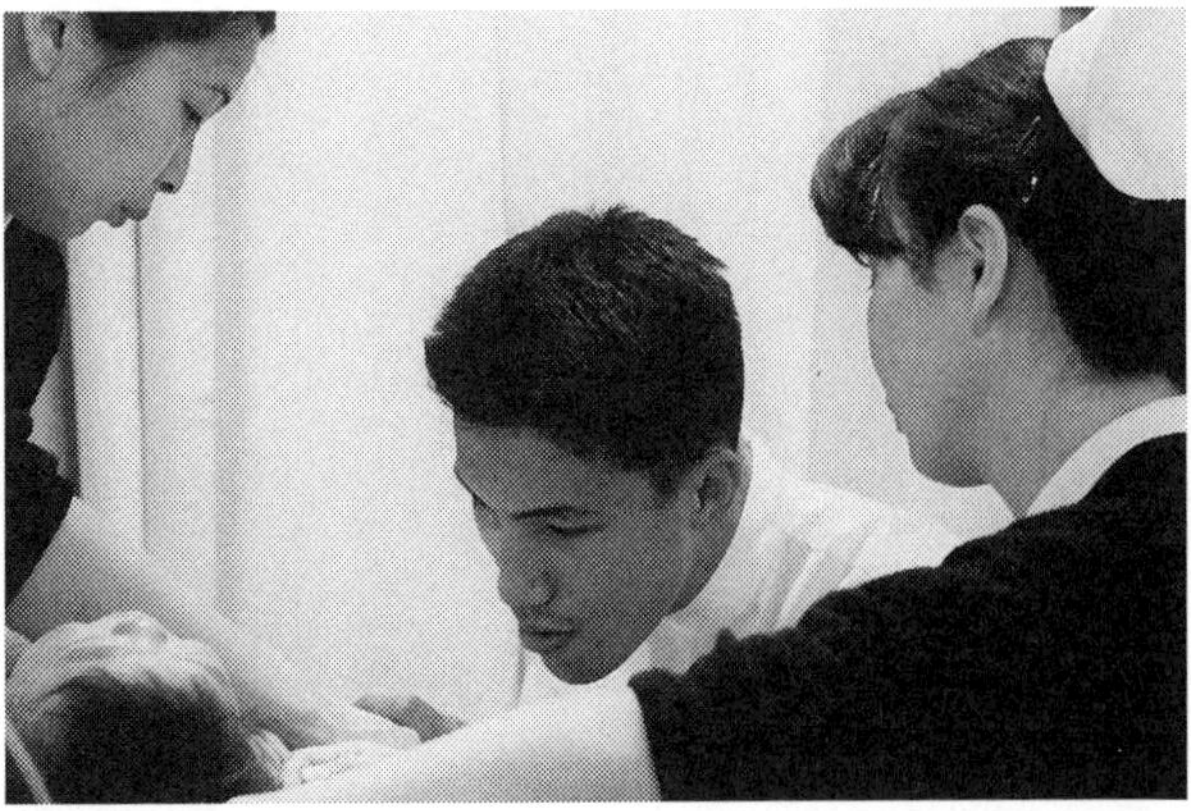

病に昼夜の区別はない。日付が変わっても処置室は眠らない

くが、この間もベッドサイドに電話を置いて、待機。つかの間の休息だ。

深夜勤務の中尾玉恵婦長（50歳）に付いて、病棟巡視に同行した。窓の外には、白々と浮かぶ神殿。朝づとめ時刻を告げるように、参拝者が吸い込まれていく。三人の緊急入院患者も、おだやかな眠りについた様子。ほっと胸をなでおろす。

休日出勤の職員らと朝のあいさつを交わしながら、処置室へ。巡回の間に、乳児が点滴治療を受けていた。看護婦たちの温かな表情は、仮眠前と変わりない。

✣

午前八時半。往来には足早に通り過ぎる人々。真っ白な息を吐きながら、この夜三十六人目の患者が帰宅した。「最後の一人を送り出す瞬間が、一番安心します。疲れもどっと出ますけれどね。でも健康だからこそ、患者さんの世話取りもさせてもらえる。疲れも、生かされている証《あかし》。ありがたいことです」と中尾婦長。

長い夜が、終わった。

夜の〝命〟を預かる

午後三時半、37病棟（健康診断センター＝人間ドック）の看護婦詰室に大野康子・夜勤婦長（40歳）が姿を見せた。夕方から深夜にかけての「準夜勤」帯の婦長は、各病棟の主任看護婦が半年間交代で専属勤務する。大野婦長は昨年十月から今年（一九九八年）三月末までの予定。「もう慣れました」とはいえ、家族にも負担がかかる。小学五年の一人息子は、「お母さん、きょうは休み？」と、毎朝学校に行く前に必ず尋ねるという。

一階の副院長（看護部長）室に駆け降り、始業あいさつ。看護部長から「各病棟の空床数をよく把握しておいてください」との指示が飛ぶ。インフルエンザがはやっており、緊急入院が予想されるが、ほぼ満床状態。夜勤婦長は夜、37病棟を拠点に、看護部長に代わって院内すべての看護業務の責任を負う。どこにいても、いつ呼び出しがかかるか分からない。各所を回りながら、ポケットベルのスイッチをもう一度確認した。

命を守る事務仕事

午後四時を回り、各病棟の婦長が大野婦長の元へ〝申し送り〟に訪れる。空床数、患者数、付き添い数、外泊数……。各病棟の情報が事細かに伝えられる。また、重症患者や注意深い看護が必要な患者については、細部にわたる状態や、万一の際の対処の仕方なども申し送られる。

全二十四病棟からの報告を受け終えると、電卓と首っぴきで数字を確認。細かな仕事が続く。「事務職みたいでしょ」と大野婦長。「でもね……」と言葉を継いだ。「夜間不在の医師、各婦長に代わって、この広い院内でどんなことが起こっているのか、すべてを把握するために必要なこと。単に数字や文字を処理しているのではないのです。緊急時に患者や付き添い者、看護婦たちを最終的に把握する責任があります。大切な〝命〟を預かっているのですから」

午後七時、ようやく数字や文字との〝格闘〟を終えると、すぐさま全病棟へ巡視に出る。夕刻に各婦長から受けた報告を確認し、その後の動きを掌握するためだ。66病棟を初めに、全病棟を回る。どの病棟もまだまだ忙しい時間帯。準夜勤のリーダー看護婦と直接言葉を交わしながら、若い看護婦たちの動きや顔色にも目を配る。

「ピー、ピー」。巡視中にポケットベルが鳴った。病棟で入院患者が転倒したとのこと。すぐさま駆け付けるが、大事には至らず、ひと安心。患者や看護婦の話をじっくり聞くと、再び巡視に戻った。

巡視の視点

一時間半にわたる巡視を終え、再び、文字や数字とにらめっこ。その間にも、一階の救急外来へと足を運ぶ。インフルエンザの流行もあって、常に五、六人が受診している。スタッフは慌ただしい様子だが、特に大事には至っていない。「何かあったら、いつでも連絡してね」と告げ、階段を一気に駆け上がった。

午後九時、当直医師に、病棟婦長からの申し送りや巡視で得た情報を伝える。九時十五分と十時には再び、救急外来へ。

十一時、二度目の全病棟巡視。まず、大野婦長の目に飛び込んできたのが、エレベーター横に置かれたバケツ。「夜間はもちろん警備の方も巡視されますが、私たち看護婦の巡視は視点が違うのです。床がぬれていないか、凹凸はないか、手すりをさえぎる形

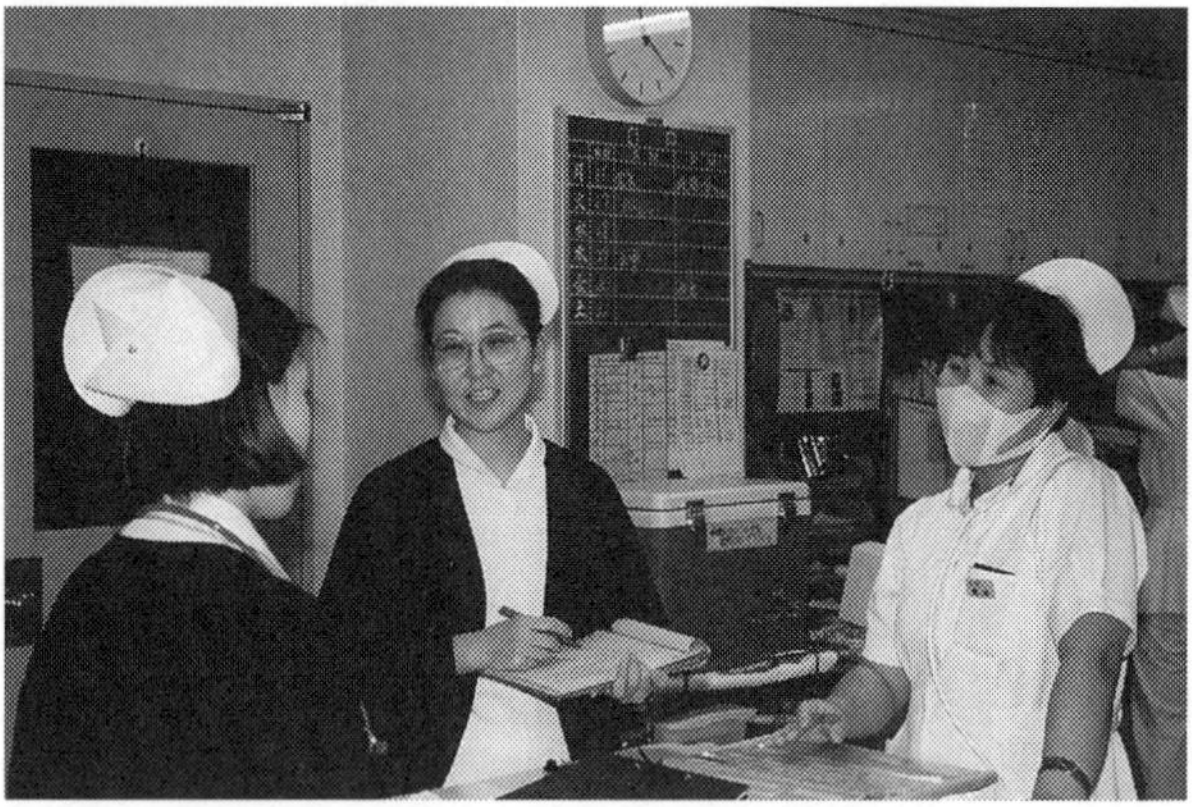

巡視先の病棟で看護婦の話に耳を傾ける大野婦長（中央）。時計の針は午後11時21分

で物が置かれていないか……。常に患者さんを取り巻くものがあまりにも気になるから、看護婦は二十四時間、忙しいのかもしれませんね」

深夜の病棟。非常口の緑色の照明が目につく。寝付けないのか、淡い光がもれている病室もある。看護婦詰室に入り、「お疲れさまです。患者さんに変わりはないですか」と声を掛ける大野婦長。うなずく看護婦。それに対し、「じゃあ、脈拍数は変わりないですか」と、大野婦長の的確な指摘が飛ぶ。この日の準夜勤帯に勤務する五十一人の看護婦たちの仕事のすべてを掌握する責任は大きい。

深夜の院内を縦横無尽に駆け回り、三階に戻る。間もなく、深夜勤の婦長が出勤。事細かな申し送りの間に日付が変わった。

十二時半、防寒着に身を包み、自転車に乗った大野婦長は、「お疲れさま。ジュースを買って、帰ります」と。そう言われれば、勤務早々にとった夕食以来、何も口にする間もないまま、どれだけ歩いただろうか。氷点下近い寒さにもかかわらず、のどだけはからからだ。

✣

大野婦長が家に帰り着くのは深夜一時。だが、勤務の緊張から神経が高ぶっているため、三時ごろまでは寝付けないという。夜の〝命〟を預かる苦労をあらためて思い知らされながら、自転車が深夜の街へ静かに消えるのを見送った。

〃憩い〃を宅配

午後二時前、天理市内の住宅地の一角に一台の軽自動車が止まった。白いドアには「憩の家・在宅世話どりセンター」。西村美香看護婦（27歳）は血圧計や体温計、数種の薬品などが入った手提げカバンを手に、一軒の老夫婦宅の玄関をくぐった。

「こんにちは。その後の具合はどうですか」。出迎えた夫人（64歳）は、「また足をかきむしって。今朝は布団に血が付いていたんですよ」。短い〃問診〃を交わしながら、足早に夫のAさん（66歳）の部屋へ。八畳ほどの室内には、吸引機などの介護用具が目についた。窓際に置かれたベッドから、待っていたようにAさんが顔を向ける。

両足には十センチほどの褐色の傷。傷の大きさを確認すると、「これだけかいたら気持ち良かったでしょう」。そう顔をほころばせると、心配そうに見つめる夫人も、ほっと胸をなでおろした。

〃聞こえぬ声〃を聞く

五年前から、動脈瘤《りゅう》が原因で寝たきりの生活を送っているAさん。「憩の家」に入院したことがきっかけで、一昨年から同センターの訪問を受けるようになった。まひの残った左手足は拘縮《こうしゅく》が進み、食事も鼻から通したチューブでの流動食。言葉も交わせず、意志の疎通すら難しい状態が続いている。

「うー、あー」。西村看護婦は訴えるような声に素早くこたえて、慣れた手つきで吸引機を準備。丁寧に、のどの痰《たん》を取り除く。「痰がたまると、呼吸障害だけでなく、肺炎などの合併症になる恐れもある。言葉で会話ができない分、こちらが十二分に気遣っていないと」。顔色や手足の動きなど、〃聞こえぬ声〃に耳を傾けることが大切だと言う。

超高齢化社会といわれる昨今。七年前、在宅介護の必要性が年々高まる中、同センターは産声を上げた。スタッフは専属医師一人と看護婦が五人。現在、「憩の家」から半径十キロ圏内に看護婦が出張。四十八人の在宅患者を対象に週三回のペースで訪問介護が行われている。

家族の支えにも

十分後。西村看護婦は、ビニールのエプロン姿に。ボランティアの女性（77歳）とホームヘルパー（50歳）が訪れると、二日ぶりの入浴準備が始まった。

Aさんは左半身が不随。筋を痛めないように四人がかりで脱衣。天井に設置されたハンモック状のリフトに乗せると、隣の浴室へと運んだ。「個人宅に、こうした設備があるのはまれ。いつもは、数人で抱きかかえての介護」と話す。同センター配属になったころ「筋肉痛に悩まされた」腕は、二年目の今ではすっかり鍛えられた。

浴槽に移されると、曲がったままの左手足のリハビリが始まった。ゆっくりと、丁寧に筋を伸ばしていく。「寝たきりになると、運動不足で関節や筋がどんどん硬くなる。放置しておけば、完全に固まり治療不可能になる」と言う。「リハビリは地道に見えるが、患者さんにとっては、欠かせないものなんです」と、額に浮かんだ玉のような汗を拭《ぬぐ》った。

体と頭を洗い、入浴を終えたのは三十分後。つめ切りや耳そうじなどに手を動かしながら、夫人の話に耳を傾ける。

西村看護婦には、四年間の病棟勤務の経験がある。が、訪問を始めたころは「患者さ

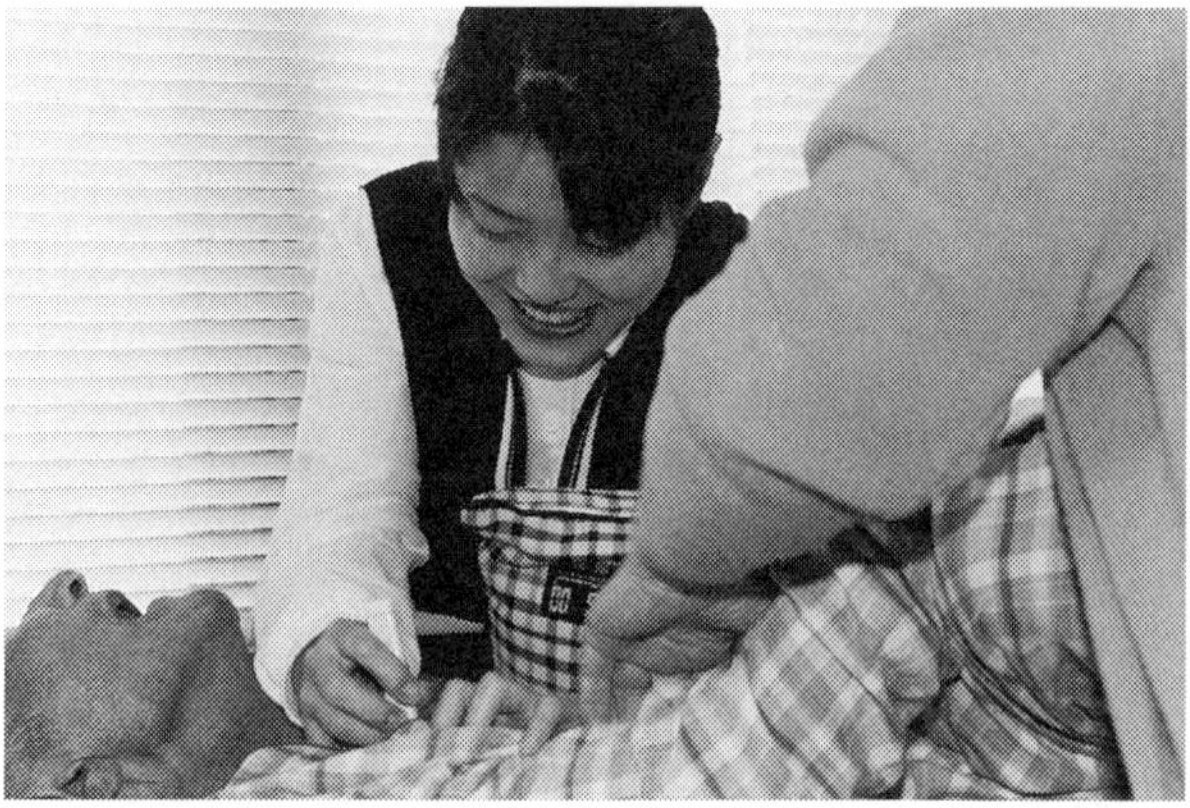

体と心のリハビリに汗を流す西村看護婦。家族のケアも重要な役割だ

んが目の届くところにいないだけに、容体の変化を見落としていないかと、不安になることばかりだった」と言う。
しかし、介護に駆け回る家族の姿に目を向けたとき、在宅看護の役割が見えてきた。「病棟とは違い、介護の主役は家族。それだけに負担や悩みも多い。まず、そんな不安や愚痴《ぐち》を聞かせてもらうこと。私も家族の一員になった気持ちで訪問する。患者さんを含めた家族の心と体のリハビリが、私の役割なんです」と話す。

❖

約二時間の訪問を終え、再び自動車のハンドルを握る。「現場は『憩の家』ではないけれど、私自身が〝憩の場〟になれたらいいですよね」

患者の〝すべて〟を診る

診療開始後の午前九時前。玄関先の人の流れに沿い、一階の受付を経てエスカレーターに乗ると、二階の外来部門へと導かれる。

エスカレーターを中心に南北へ延びる棟には、内科や小児科、産婦人科などの診療各科。廊下は、診療を待つ人で大混雑を呈している。一日平均約三千人もの患者を受け入れる「憩の家」の〝表玄関〟だ。

北側、総合外来部門の一室。幅二メートル、奥行き十メートルほどの空間から、張りのある声が漏れてくる。「熱はどうでしたか」「痛みはありませんか」。症状や病歴、入院経験、職業など細かく聞き出す問診の声。見上げれば、『総合内科』との表示。

「ここは初めて来院する患者さんが、まず最初に診察を受ける場所です」。ひとしきりの問診を終えた主任の佐藤文看護婦（31歳）は、そう話すと机いっぱいに初診者のカルテを並べた。

専門科の〝谷間〟

近年、医療は専門化・細分化が顕著。しかし、一方で〝病気を診て、病人を診ない〟という現状があるという。専門科だけの病院などでは、「どんな患者さんもひとまず受け入れ、診察の結果、必要な時は専門科が診るという、本来の意味での専門診療を生かすことができない」と中尾玉恵・外来婦長（50歳）は話す。

あらゆる患者を受け入れ、専門科の〝谷間〟をなくそうと、総合外来と総合病棟が設けられたのは、二十二年前。以来、「憩の家」の総合診療システムは、全国屈指の病院である証《あかし》の一つとなっている。

また、大きな病院に行くと、患者自身がどの専門科を訪れてよいか分からず、迷った末に各科をたらい回しにされるという話もよく聞く。こうしたことが起こらないように、「憩の家」では、まず総合内科でくまなく診断し、具体的な治療法が決まり次第、各専門科を訪れるシステムになっている。

特に、「近年は合併症も多いので、病を総合的に診る必要もある」と佐藤看護婦。問

佐藤看護婦は「憩の家」の〝顔〟の一人。初めて訪れる患者との心の距離を縮めようと、常に〝アンテナ〟を張り巡らす

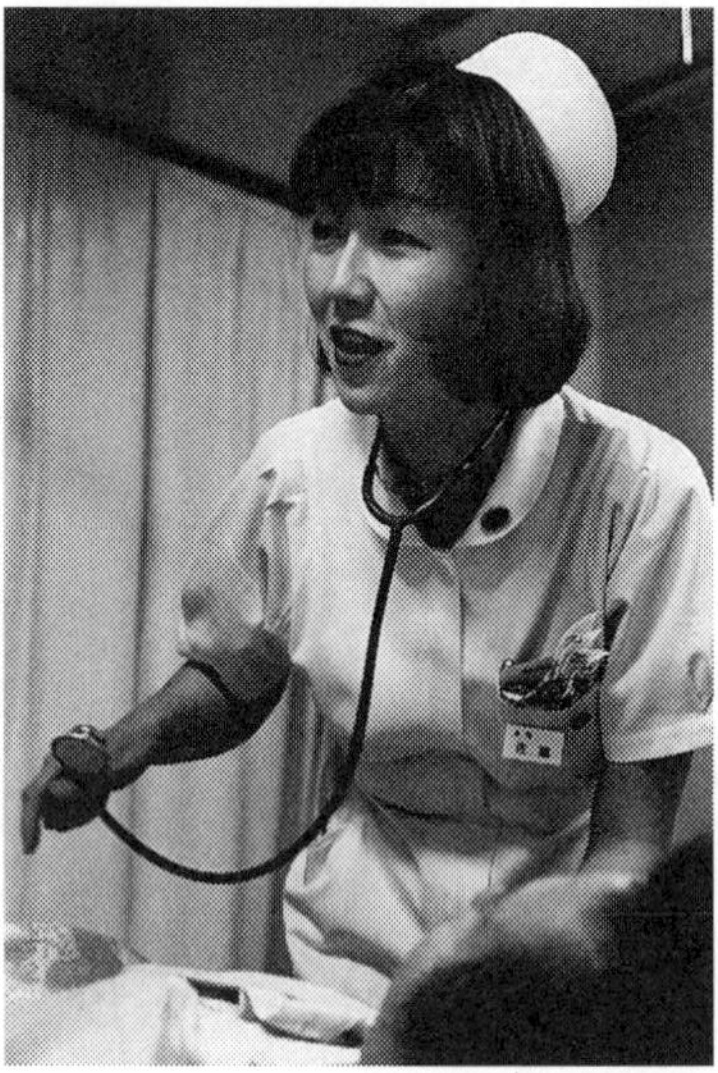

診を続けながら、体調の悪さを訴える患者には何度もうなずき、遠方からの来院者には、「大変でしたね。疲れはないですか」と言葉を添える。「単に病気だけでなく、その人すべての状態を診るのが私の役割です」

〝アンテナ〟を張る

総合内科では午前中に看護婦による問診、体温や血圧などの測定、医師の検診、血液や尿検査などが行われる。病状によっては、いち早く専門的な治療ができるよう、迅速な態勢が整えられている。

午前十時。診療室前の八人用の長いすが、ほぼ満席に。Ｂ５サイズの問診表にペンを走らせるが、その目は患者に向けられたまま。「詳しく話してくれる患者さんもいれば、そうでない方も。中には話しづらいこともあるはず。表情、雰囲気、しぐさ……。どん

な細かなことをも見逃さず、話して、感じること」。患者の不安な胸の内を「少しでも分けてもらえれば」と、常に〝アンテナ〟を張り巡らせている。

佐藤看護婦には、八年間の病棟勤務の経験がある。が、戸惑いもあった。病棟勤務に比べ、患者との〝ふれあい〟が少ない総合外来部門。短い面会の中で、時に赤裸々な訴えをぶつけられることもあるからだ。「体が病んで思うようにならなければ、心も疲れる。ただ聞くだけでなく、〝聞かせていただく〟気持ちが大切」と話す。

そう思えたのは、父親の身上《みじょう》（病気のこと）がきっかけ。「昨年の夏に出直し（死去）したのですが、それまでの不安な気持ち、患者さんの心が身に染みて……」

ようやく人の波もひいた午後一時。遅めの昼食を終えた佐藤看護婦が、総合外来に戻ってきた。わずか十分。「〝ぜひ『憩の家』で〟という信者さんをはじめ、全国各地から多くの方がここを訪れる。だから、お待たせするわけにはいきません。私は『憩の家』の〝顔〟ですから」

こころ、見つめて

火曜日午前十一時。地下一階の職員食堂の入り口に、「喫茶チューリップ」の小さな看板が立った。「いらっしゃいませー」。食堂に隣接する三十席ほどの休憩室から、大きな呼び込みの声が響く。カウンターの中には、おそろいのエプロンを着けた私服姿の〝店員〟が五人。皆、30病棟（精神科）に入院中の患者たち。病棟スタッフも付き添うが、ほとんど自分たちの手で店を営業する。開店は週に一度。〝創業〟から五年。心の病を抱えた人々が、社会復帰を目指して生き生きと働いている。

お昼近くともなると、店には白衣の〝常連客〟が次々と訪れる。カウンター席に腰掛けた顔なじみの医師が、「きょうのコーヒー、おいしいね」と声を掛けた。「ありがとう」と、カウンターの内側から笑顔を返す。

この日、カウンターには、袋入りのクッキーも並んだ。どれも、作業療法の一環として取り組んだ手作り。苦心作の売れ行きに、一喜一憂だ。

多くの人とコミュニケーションをとる。仕事をこなして、評価を受ける。そうした成功体験を積み重ねることが、一人ひとりの自信につながる。

しかし、このカウンターに立てるのは、かなり精神状態が安定している人たち。ここに至るまでには、長い苦悩の日々があった。

ガラスの心

妄想、幻聴、無気力など、病気によるさまざまな精神障害から、社会生活ができなくなった人たち。山本和恵婦長（46歳）は、「みんな、心の中に自分だけの世界を持っているんです」と言う。そのほとんどは病識がない。けれど、自分が何かが違っていることは分かる。病む人自身が、周囲の人々の何倍ももどかしく、つらい。それだけに、「自分が軽く扱われてはいないか」と、相手のささいな対応にも、とても敏感だという。

「患者さんの心は、まるでガラスのように繊細。まず、すべてを受け入れること」

三階、エレベーターを降りて左手に、「30病棟」と記された扉がある。その内側では、〝閉ざされた心〟と向き合う患者と、スタッフの毎日が繰り広げられている。

先刻までじっとしていた患者が、突然走りだし、ドアにぶつかった。近くにいた杉本江利子看護婦（23歳）が素早く駆け寄る。「どうなさったんですか」と、そっと手をとった。「一見、訳の分からない行為でも、その人の心の中では何か理由があるんです」。そのまま杉本看護婦は、相手のゆっくりした歩みに合わせて廊下を進む。かすかな声に耳を傾け、静かに。

その日、その時の出来事、接し方で容体が急変することもしばしば。スタッフたちは、病棟の中では気が休まるときがないと口をそろえる。「でも、患者さんのそばでじっと話を聞いていると、なぜか心が安らいでいる自分に気付く。皆、とても純粋な心を持っているんです。この人たちが通常の暮らしに戻り、『生きていてよかった』と思える日が一日でも早く訪れてほしい」。杉本看護婦は、別の看護婦に付き添われて歩く影を見送った。

手を携えて

治療を進める上では、スタッフとの信頼関係が欠かせない。一方で、社会復帰のためには、病棟の外とのつながりも大切だ。

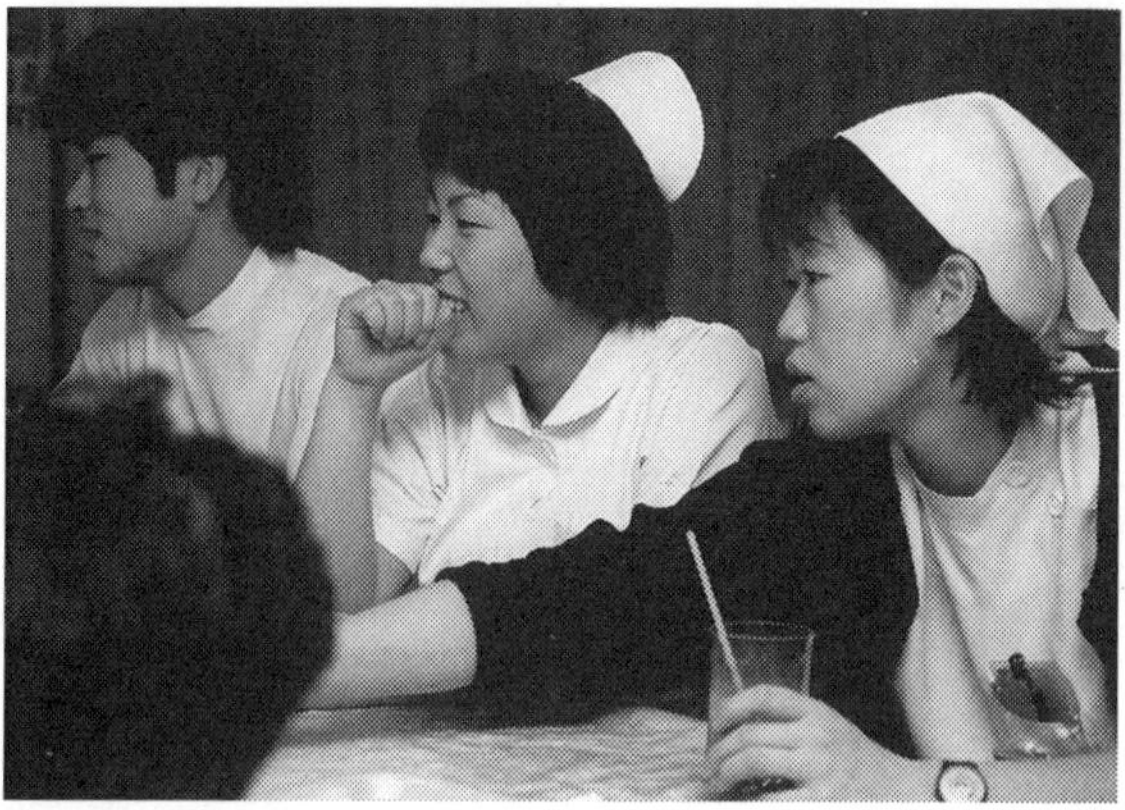

奮闘する〝店員〟を見守る〝お客〟の30病棟のスタッフたち。日々、温かなまなざしで病んだ心と向き合う

30病棟では、「喫茶チューリップ」のほかにも、病棟の外に出る機会づくりに取り組んでいる。市内にある体育館での運動療法や、院外への買い物にも付き添う。また、月に一度、電車などの交通機関を利用し、郊外でのレクリエーションも行われている。想定されるあらゆる事態に対処するため、当日は、スタッフも休日を返上して付き添いに。さらに、「憩の家」の世話部の係員や、天理教少年会本部のスタッフも応援に加わる。

山本婦長は、「心の病は根治が難しい。退院後も、家族、職場、地域などさまざまな人々が、偏見を持たずに受け止めることが大切」。特に、患者の家族は最も身近な〝治療者〟。それだけに、入院中の面会やレクリエーション活動への参加を常に呼び掛けている。「家族の方々にも、ここでの生活を知り、共に暮らしていく意識や方法を身に付けてほしい。せっかく退院できた人が再入院しないためにも、まず周囲の人の〝心づくり〟が大切なんです」と話した。

✣

患者たちが奮闘する「喫茶チューリップ」に、仕事の合間を縫って30病棟の看護婦たちが顔を見せた。注文に追われる〝店員〟に、カウンター越しに「落ち着いて」と声を掛ける。精神科の担当医師も、様子を見に立ち寄った。

ふと気付くと、店内には、温かな笑顔がいっぱい。30病棟のスタッフだけでなく、実に多くのまなざしが、彼らを見守っていた。

新しい風が吹く

「さあ、四つ葉のクローバーは、どこかなー」。太田里枝さん（36歳）の声に、子どもたちの顔が手元の絵本の上にかぶさる。

「あったー」。点滴チューブを引きながら伸びた小さな手が、一点を指さす。見上げた瞳《ひとみ》が、うれしげに、誇らしげに光る。

「あったねー」。見返す太田さんの目尻《めじり》に、優しいしわが一本。隣で「あったよー」、別の声も上がった。

三階小児科病棟・プレイルーム。木曜の午後の「絵本の読み聞かせ」。とはいっても、太田さんは職員ではない。腕章と胸元のネームには、「憩の家・ひのきしん」とある。この三十分間のために、毎週、絵本を抱えてやって来るのだ。

「一昨年の夏、娘が入院しまして。私もぜひ、何かさせてもらいたいと思って」。太田さんは、保母育成白梅寮出身の保母。「絵本の読み聞かせでもさせてもらえればと、寮の先輩でもある病棟の保母さんと話していたんです」

実現したのが、一年後の昨年（一九九七年）十月。以来、楽しい〝通院〟が続いている。

〝たすけ合い〟広げて

一階の北の端、世話部事務室や在宅世話どりセンターのある一角に、「ひのきしんセンター」がある。昨年四月に設けられた、まだ新しい部署。センター長には、財団法人事務局の後藤成郎次長が就き、専従のスタッフは現在二人。

だが、本当の意味でのスタッフは、ひのきしんしたいと志願して来る、教内外の人々だ。

「憩の家」は開設以来、教友たちのひのきしんの手によって支えられてきた。光り輝く床は、修養科生や専修科生たちの真心が、日々に磨き上げてきた。

そして十数年前からは、教友有志の手によって初診申し込みの代書、続いて再来受付機の操作援助などの、ひのきしんも行われてきた。

そうした動きを一つの窓口にまとめ、さらに、人と人との直接的な〝たすけ合い〟の場を増やしていこうというのが、同センター。現在、登録者は五十人。定年退職者、主婦、教会従事者、会社員、学生と顔触れはさまざま。共通するのは、「何かさせてもらいたい」との〝思い〟だろう。

彼らの活躍の場は多岐。正面玄関周辺での車いすの介助と誘導・案内、玄関でのスリッパの提供、絵本の読み聞かせなど。この春からは、小児科で〝陶芸教室〟も始まった。団体名簿を見ると、天理大学学生自治会宗教総部、天理教学生会、天理学寮北寮の幹事・寮生（天理高校生）など、若者の活躍も目につく。行事化した単発の活動ではなく、文字通り日々、あるいは週、隔週単位での実動。どうしても、市内在住者が中心となる。

〝恩返し〟がしたい

そんな中、島田豊実さん（62歳）は、天理市に隣接する田原本町から通ってくる。〝出勤〟は毎週火曜。

「これまでに、ここで三回入院し、手術した。そのたびに、『何かお礼を』と思っても一切受け取ってもらえなかった」と言う。

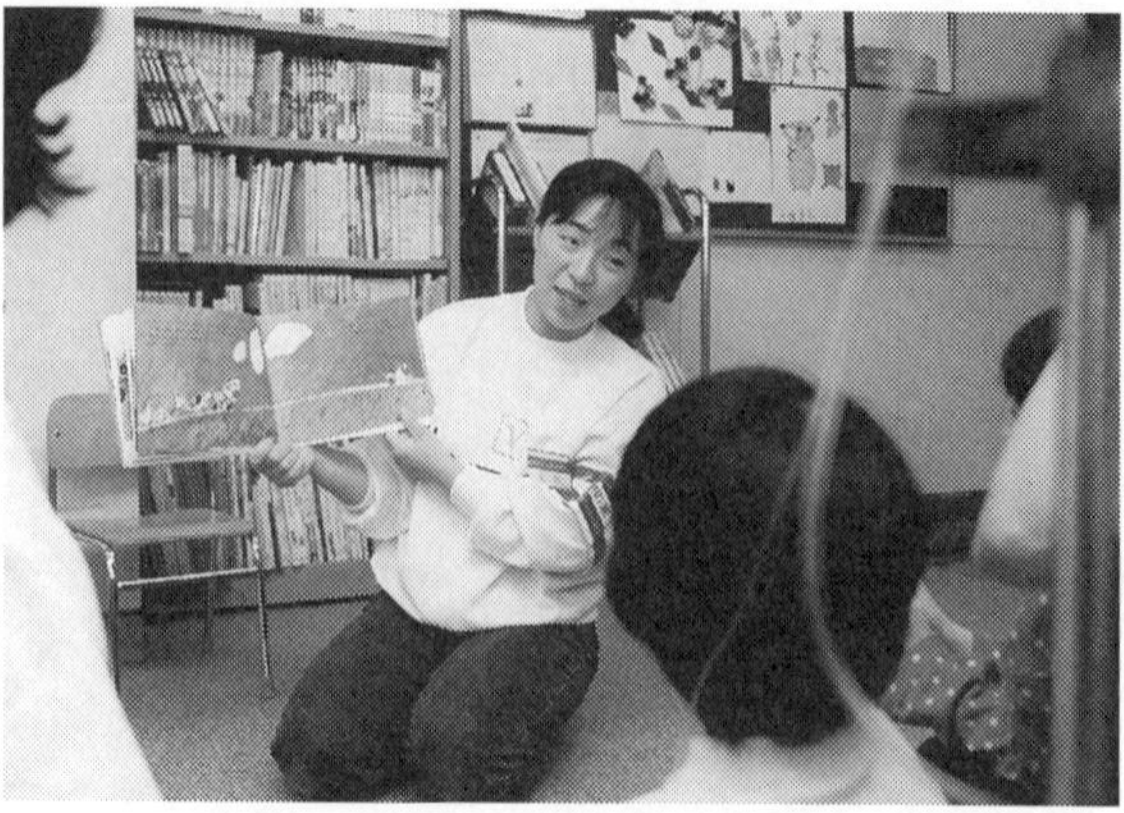
ひのきしんとして行われている、絵本の〝読み聞かせ〟。感謝の心で続ける活動に、子どもたちから「ありがとう」の声が返ってきた

昨年秋、院内の掲示板で「ひのきしんセンター」を知り、さっそく応募。再就職するまでの三カ月間と区切って、昨年十二月から初診申し込みの代書を始めた。

桜が咲いて四月。だが、島田さんは通ってくる。前職は大阪府立高校の校長。春からは、私立高校の教壇に立っている。

「非常勤でいいから、火曜日だけは休ませてくれと頼みました」と島田さん。「ここは、看護婦さんもみんな温かい奉仕の精神に満ちている。恩返しのつもりだったけど、自分もここの一員として人さまの役に立っている。それがうれしくて。当分は、続けさせてもらいます」と。「この喜びは、お金には代えられません」

〝読み聞かせ〟が終わった、小児科プレイルーム。太田さんと、共に参加している孫工ひとみさん（47歳）、病棟の山本ひとみ保母（36歳）が来週の打ち合わせ。孫工さんは幼稚園教諭の資格を持ち、数年前から自宅や幼稚園で、〝読み聞かせ〟を続けている。三人は絵本を一冊一冊取り出しては、「男の子がいた場合にいいね」などと、来週〝読み聞かせ〟る候補を挙げていく。

「病棟で一緒にいると、絵本を読んでいても抱きついてきたり。こうして来てくださると、子どもたちも新鮮なのか、よく聞いてくれる」と山本保母。「お母さんも一緒に聞いて、『あー、絵本って、こんなふうに読んだらいいんだ』って。私も勉強になります」

「ひのきしんセンター」の足取りは、ようやく二度目の春。だが、目指すところは、一つひとつ着実に芽を吹きつつあるようだ。

こころ耕す〝ゆりかご〟

午前八時半前。本部神苑から南に伸びる真南通りの先。青垣山を昇った春の陽光が、天理高校校舎を穏やかに照らし出す。

その西隣り。クリーム色がまぶしい建物から、「おふでさき」を拝読する少女たちの声が聞こえてきた。「天理准看護婦養成所」の朝礼。一階ロビーに、「おふでさき」が響く。

数首を読み終えると、二年生の一人が列の最前に。「素直に努力して、教祖《おやさま》のお心が伝えられるような看護婦になりたいと思います」と、拝読後の感話。声には、まだあどけなさが残る。

養成所の開所は、「憩の家」の開設に先立つ昭和三十八年。准看護婦としての知識や技術の習得だけでなく、看護を手立てとした、おたすけのご用に励む「看護ようぼく」

の育成が、その目的だ。

情熱を伝えて

朝礼が始まる三十分前。春とはいえ、まだ肌寒さの残る朝もやを縫って、千葉初代・同所主任（57歳）が出勤してきた。

「おはようございます」。教務室に入ると、真っ先に生徒のスケジュールをチェック。「悩んでいる子はいないか」「体調は大丈夫か」。名簿と見比べながら、教員らと言葉を交わして、生徒の様子を細かく把握する。

「生徒たちは、全国のお道の家庭からお預かりした大切なお子さん。お引き寄せいただいた若者たちを、ようぼくとして、しっかり育てさせていただきたい」と千葉主任。

「この子は兵庫県出身、この子は新潟の教会の子。姉妹そろって入学してくれたのは……」。慈しむように、そして少し誇らしげに名前の一つひとつを読み上げる。

親元から離れ、寮生活を送る生徒たち。最初の二年間、昼は養成所、夜は天理高校第二部で学ぶ。准看護婦の免許を取得した後の二年間は、「憩の家」に勤務しながら第二部に通うことになる。

〃大きな夢〃があるとはいえ、ハードな毎日。生徒らは、「まだまだ十五、六の子ども。少しでも寂しい思いをしないよう、できるだけ家庭の雰囲気を出したくて」。廊下や階段、校内の各所には鉢植えの花やドライフラワー。「花を見るだけで、何だか心が落ち着きませんか」。三月の節句には、おひなさまが校内を彩る。

千葉主任が赴任したのは、開所の翌年。「この三十四年間、こちらが学ぶことばかりで。看護婦としての自覚や知識、技術はもちろん、開所の〃思い〃を伝えたい」。そう笑う瞳《ひとみ》の中で〃タマゴ〃をはぐくむ情熱を映し続けてきた。

言葉も看護

「起立、礼」。二階の教室では、一年生の「看護概論」の授業。「病気は決して〃悪いこと〃ではない。その中から、学ぶことがたくさんあるから」。教壇に立った千葉主任は、身振り手振りを交えて話す。続けて、「病は、親神様の思いを知り、陽気ぐらしへ一歩前進できる大きなチャンス」とも。

あれこれと体験談を交えた授業では、言葉遣いや話す態度にも細かく目が配られる。「言葉一つ、雰囲気一つとっても看護につながる」からだ。「知識や技術だけが看護ではない。患者さんの痛みに思いをはせ、心を支えさせてもらうのも看護婦の大きな役割」。そう言葉を添えて、授業を終えた。

ナースのタマゴたちに、動機を尋ねてみた。

「阪神・淡路大震災の時。テレビに映る看護婦さんを見て〝私も人の役に立ちたい〟と思った」（斎藤みずほさん）

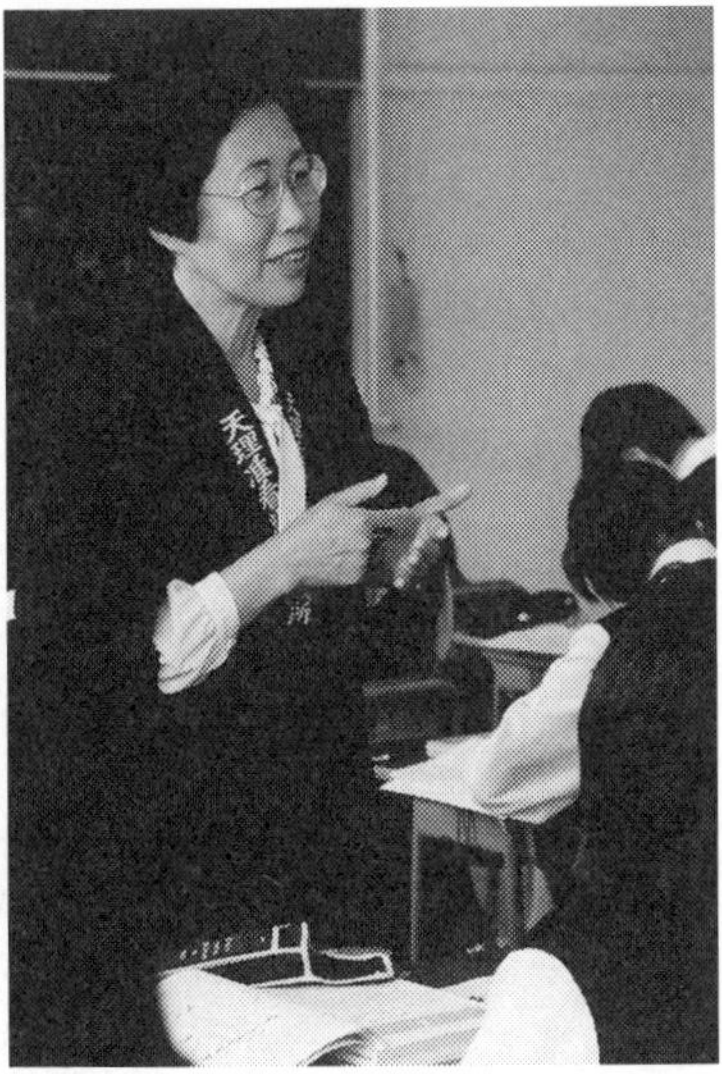

養成所とともに歩んで34年。ナースの〝タマゴ〟をはぐくむ千葉主任の目は厳しくも、温かだ

母娘、姉妹が同窓の場合も多い。
「おぢばで学んだ姉が、急に優しくなった。そんな姿を見て」（児玉かをりさん）
ほとんどが、幼いころに抱いた〝小さな関心〟。千葉主任は、「そんな純粋な気持ちを、どこまで膨らませてあげられるか」だと言う。
特に看護婦の職務の高度化、専門化が声高に叫ばれている昨今。しかし、見失ってはならないのは、「知識や技術のベースとなる〝こころ〟。患者さんを心から思い、手を添えようとする気持ち」。養成所で過ごす二年間は、多感な思春期。「基本的な人間性」を培う、重要な時期だとも言う。だからこそ、「少しでも〝こころ〟を耕す場になれば」と。

養成所は、そんなタマゴたちをはぐくむナースの〝ゆりかご〟。この春（一九九八年）までに三十四期、延べ二千人が卒業した。うち、約千四百人が二年間の勤務を経て天理看護学院に進学し、看護婦となっている。「憩の家」ならではの看護を底辺から支えてきたのは、まぎれもない彼女たち。その役割は、大きい。

動脈をたどる

二階の「総合外来受付」の付近は、初診患者や看護婦らが行き来する、いわば〝表通り〟。そこから壁を一枚隔てた第二放射線科の「血管造影室」に足を踏み入れると、見慣れない光景が目に飛び込んできた。

診察台であお向けになる六十歳代の男性患者の頭上に、幅一〇数センチのアームが弧を描く。それに沿って直径約五〇センチの分銅型の機械が患者の胸の上を移動した。ガラスを隔てた通路にはモニター画面と操作パネル。

「おー。すごいなー」。左野明医師（49歳・放射線部診断部門副部長）と数人のスタッフらが、画面に映る血管の立体画像を見て、歓声を上げた。この日はドイツ・シーメンス社から導入した最新鋭の「血管造影装置」の使い初め。

血管造影とは、動脈瘤《りゅう》などの疾患を診断し治療するため、エックス線を投射・受像する装置で血管を透視する方法。がん細胞につながる血管を見つけ、集中的に抗がん剤を投与する際の手段でもある。今までは平面画像しか得られなかったが、新機種の登場で立体画像による診断が可能に。「これをフルに活用したい」と、左野医師は口元を引き締めた。

傷を残さぬ治療

この日の患者は、ＣＴスキャンによる肝臓の断面写真で小さながんが見つかり、早速、患部に抗がん剤を注入することになった。

「何という薬を使うのですか」。首を起こすようにして患者が尋ねると、左野医師は耳元に口を近づけて、ゆっくりと説明した。

その額には汗がにじむ。厚着しているように見えるのは、術衣の下にチョッキ型のプロテクターを装着しているからだ。中身は鉛の板。これで毎日浴びるエックス線から身を守る。重さは五キロを超えるが、「おかげで足腰が鍛えられます」。

左野医師は約二十年前、「憩の家」が派遣していた海外医療班の一員として、アフリカ・コンゴで活動した。一日二百人、二年間で四万人以上を診察。「毎日へとへとだっ

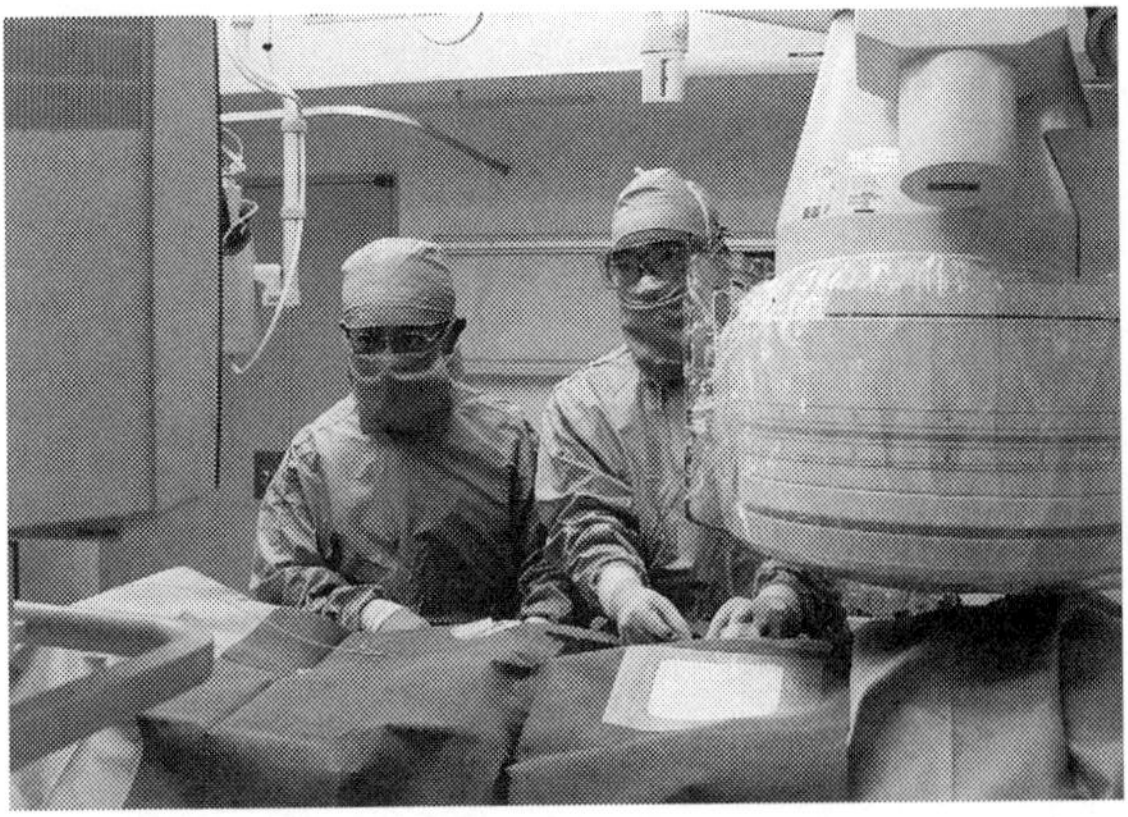

最新鋭の血管造影装置を使って治療を行う左野医師（右）と久保医師。画面を真剣に見つめながら、動脈をたどって患部まで管を通していく

たが、元気になって帰る患者の姿に支えられた」。

帰国後は放射線科（現放射線部）に所属。十年前には、血管造影の技術を極めようとアメリカ留学も。

がん患者の多くは年配者だ。肝臓がんの場合は特に、腹を開く手術では体力が持たないケースが多い。しかし、血管造影による治療ならば、一週間前後で回復が望める。「患者に必要以上にメスを入れないこの医療に、新しい可能性を見ました」と話す。

医療レベルを死守

午後三時すぎ、左野医師の右手が、患者の足の付け根の部分で小刻みに動いた。動脈に沿い、がん細胞につながる血管へと、薬を注入する管を通すためだ。モニター画面には血管と、その中を進む管が映った。

久保武医師（29歳）が、注射器の形をした注入器を使って、管の端から投薬。左野医師は再び患者の耳元に顔を近づけた。「少しおなかが張った感じがしますか」。患者がうなずくのを確認し、「それで、結構ですよ」と話した。「患部に直接投薬できるため、強い薬が使えるのです。ただし、発熱や痛みなど多少の副作用も伴いますが……」

十六年前から始められた血管造影による診断・治療は、これまでに一万件を数える。左野医師らは院内各科の依頼で、さまざまな患者を診てきた。

「医療の基本は診断。機械が上等でも、それを十二分に生かすには、自分の持つ技術を磨く必要がある。医療の水準を死守することが、私たちの役割です」。左野医師は繰り返した。「どの患者さんにも、来てよかったと思われるような病院にしたいから」と。

❖

治療が終わったのは午後四時ごろ。プロテクターを外した左野医師の腕や肩の筋肉は、毎日の〝肉体労働〟のせいか硬く盛り上がっていた。地下一階の休憩室で体を休めた後、疲労で重くなった足を一歩一歩踏み締めて病棟へ向かう。「気分はどうですか」。患者の変わりない様子を見て、疲れを忘れたかのようにほほ笑んだ。

〝ほんもの〟を撮り続け

南別館一階、医学図書館の隣に写真撮影室がある。ここは医学研究所の一部門、「フォトセンター」。その名の通り、所内の医学写真を請け負う部署だ。内容は、患者や手術の撮影から、エックス線・CT・MRIなどの画像フィルムの複写、顕微鏡撮影と多岐にわたる。

医学写真の作製には写真の技術はもちろん、医学知識が必要だ。が、特別な資格はないため、個人の力量による部分が大きい。

「憩の家」開所時から籍を置く長谷川有光・写真技師（59歳）も独学で勉強を続けてきた。棚には三十年の間にたまった写真の技術書や視覚・色彩学などの専門書が並んでいる。

一方、長谷川技師は最近まで、「憩の家」職員の運動会や身分証明書用写真なども撮影してきた。まさに、「憩の家」の〝カメラマン〟だ。

三十年のこだわり

午後、病棟から患者撮影の依頼が入った。内分泌疾患の初老の男性で、治療前の顔の写真を撮ってほしいとのこと。早速、カメラを用意。外の光が入らないよう暗幕を引くと、鏡の前でネクタイの結び目を直した。「患者さんを撮る時は、不快感を与えないよう服装を正すようにしているんです。ポリシーと言えばポリシーかな。診療に使う写真だから、いい加減な気持ちでは撮れませんからね」

寝間着姿の男性が医師に伴われて部屋を訪れた。やや固い表情の男性の緊張をほぐすかのように、「すぐに終わりますよ」「楽な姿勢で」と声を掛け、シャッターを切る。顔の側面の撮影に移るとストロボを左手に持ち、一枚一枚、微妙にライティングを変えていく。「輪郭をシャープに出すため」と教えてくれた。

終了後、撮影距離や倍率などの撮影条件をメモした。理由を聞くと、「治療後にまた依頼がきた時、できる限り同じ条件で撮るため」と。「治療前後の比較が、写真を通じて容易にできるようにするには、細かいところまで気を配らないと」。そう言ってい

に腰を下ろすと、ネクタイを緩めた。

過渡期の中で

フォトセンターの設置は、昭和四十一年九月。日本医学写真学会ができて間もない時期、関西ではまだ珍しい存在だった。

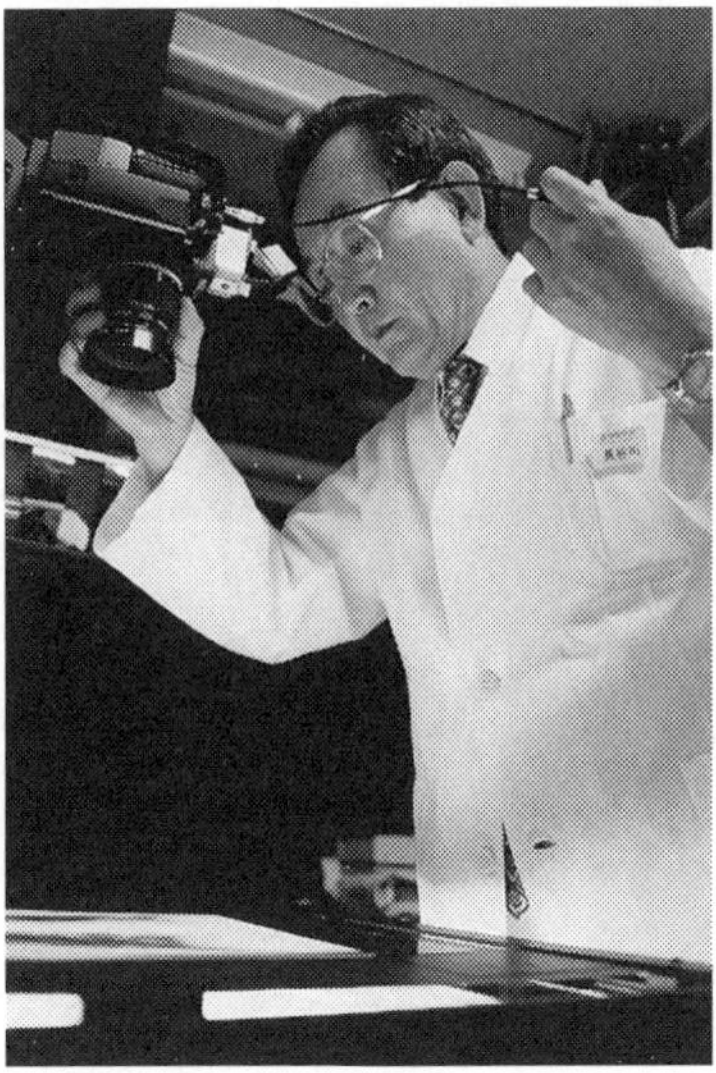
エックス線フィルムを複写する長谷川技師。1枚1枚、慎重に作業を進めていく

現在、撮影対象は幅広いが、中でも多いのがエックス線フィルムの複写だ。複写とはフィルムを再度撮影し、印画紙にプリントすること。学会でのスライド発表や医学雑誌へ投稿する医師の依頼を受け、多い日は百枚を超すことも。

「エックス線フィルムの複写は、三十年たった今でも難しい」と言う。サイズが大きく、黒と白の濃度の幅があり情報量の多いエックス線フィルムを、小さな三十五ミリの黒白ネガフィルムに撮るためだ。中には重症の患者など、撮影条件の悪いベッドサイドで撮影したものもある。医師の関心領域を正確に出せるかどうかは、技術と経験が物を言う。

複写台にエックス線フィルムを置き、バックライトをつけた。台の上部にカメラを固定すると、シャッタースピードと絞りを決定するため露出計を用意。濃度を慎重に測定していく。この時にはすでに、「暗室での仕上げをイメージしている」という。明かりを消した室内には、シャッターとフィルムの巻き上げ音だけが響く。

この三十五ミリフィルムの現像にも、細心の注意を払っている。写真をより鮮明に仕上げるため、現像液の希釈の割合は、センターの設置以来幾度となく改良を加えてきた。「良い写真を作りたい。この思いは三十年間変わらない。質の高い研究を支えるには、質の高い写真を提供しなくては。それがひいては『憩の家』の名を広め、天理を広めることにもつながるはず」と長谷川技師は話す。「今、医学写真の分野にもデジタル化の波が押し寄せ、アナログとデジタルの〝過渡期〟に差し掛かっている。こういう時期だからこそ、アナログの持つ〝ほんもの〟の良さを維持し、伝えていかなくては」。暗幕を開けて光が差し込むと、張り詰めていた顔にようやく安堵《あんど》の表情が浮かんだ。

〝見えない脅威〟を制する

二階、臨床病理部「微生物検査室」。室内は、むっとするような独特のにおいに満ちていた。テーブルの上には、赤、青、緑、黄色と、色鮮やかな寒天の培地が敷かれたシャーレ。ラベルには、O《オー》157、コレラ、チフス……思わず身じろぎするような病原菌の名前が。

「扱い方さえ分かっていれば必要以上に怖がることはないですよ」と、島川宏一・臨床検査技師（38歳）は直径九センチほどの黄色のシャーレを一つ手に取った。「これが、MRSA（メチシリン耐性黄色ブドウ球菌）。近年、院内感染対策で最も問題になっている菌の一つですが、健康な人にはほとんど影響はありません」と、培地についた無数の〝粉〟の固まりを指さした。微生物検査の専門家にかかれば、世間を騒がせる細菌も、〝見えない脅威〟ではない。

菌から守る

近年、医療現場で問題化している院内感染。「憩の家」でも、平成三年に院内感染対策実務委員会を発足させた。「実際には院内で感染する人ばかりではないが、医療を頼って身を寄せた病院で、新たな感染症に脅かされる患者さんのショックは大きい」と松尾収二委員長（43歳・臨床病理部長）。感染の恐れがあるのは、免疫力の低い赤ちゃんや寝たきりの老人、抗がん剤の投与などで免疫力が低下している患者など、普通の人と比べて特に〝弱い〟人たちばかり。松尾委員長は「何とかして守りたい一心」と話す。

問題となっている菌の中には、院内に限らず日常生活でも、どこにでもいるものも多い。「もともと『憩の家』は院内の清潔さで評価が高く、二年前にスリッパ洗浄システムを導入してから、持ち込まれる菌はさらに減った。しかし、院内から全くなくすことは不可能に近い」。それだけに、医療に携わる一人ひとりの手洗いや使用する器具の滅菌の徹底など、基本の繰り返しが重要。「感染対策は、全員が徹底して初めて意味がある。当たり前のことを、根気よく続けること。しかし、これが一番難しい」

委員会では、現場での徹底を目指して、診療各科、病棟をはじめ管理課や用度課などにも一人ずつ感染対策係を置いている。しかし、「医療の〝最前線〟では、基本的な知識では対応しきれない問題も多い」と担当者は口をそろえる。

キャッチボール

委員会事務局も受け持つ島川技師は、鮮やかな手つきで検体の処理を終えると、念入りに手を洗い、足早に検査室を後にした。「時間のあるときは、できるだけ病棟を回っているんです」

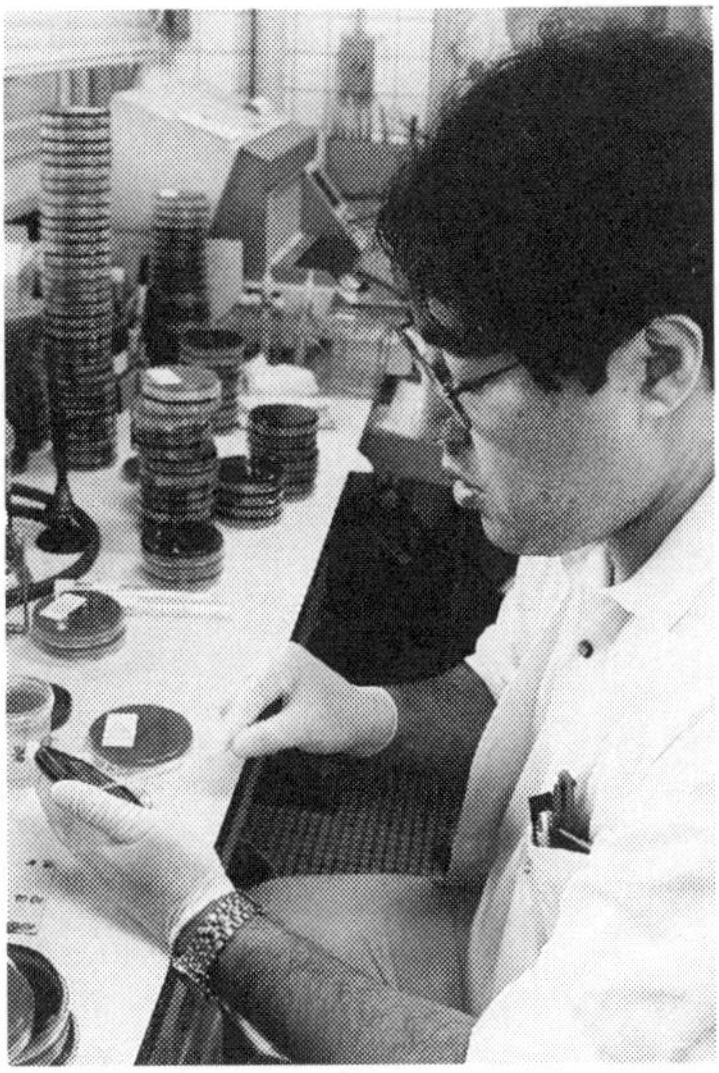
日々、検体と細菌に向き合う中で積み重ねられた経験が、現場のスタッフの地道な感染対策を支えている

「幼児に手洗いを指導して、果たして本人がどこまで徹底できるだろう」「何人もの包帯交換では、一回ごとの手洗いに十分な時間をかける余裕がない」「ＩＣＵ（集中治療室）でも、マスク越しではなく、表情を見せて患者さんと接したい」……。感染対策が軌

道に乗るまで、島川技師は何度も病棟へ足を運び、決まり切ったマニュアルから漏れ落ちた現場の声を聞いた。

当初は、現場でも過剰に意識していた面があったという。「全員が無理なく取り組めるものでないと、足並みをそろえるのは難しい。今では、それぞれの現場に意識が浸透して、頻繁に足を運ぶ必要もなくなってきました」

昨年も、「手指消毒に使うアルコール剤で手が荒れる」と聞き、さっそく院内の八百八十五人にアンケート。皮膚科の協力を得て、百二十人のモニターによる新製品の調査を行った。

「医療現場の生の声と専門知識の〝キャッチボール〟。時に厳しい球も飛んできますが、現場で苦心を重ねるスタッフたちの役に立てば」

十二年前。島川技師は、血液の検体を担当した患者の病棟を訪れた。緑膿菌《りょくのうきん》による敗血症。病状の進行具合は、検体から想像できた。しかし、褥創《じょくそう》でむき出しになった骨まで菌にむしばまれている姿を目の前にして、勤務一年目の新米技師は言葉を失った。

「検体は患者さんの一部だと、頭では分かっているつもりだった。ショックだった」

送られてくる検体を処理し、判明した菌の情報を返す。部屋から一歩も出なくてもできる作業。「だからこそ、手のひらに乗るほどの検体の向こうにある患者さんの苦しみを胸に刻む。現場で向き合うスタッフたちと心をつなぐ」ことが信条。

「人間が新しい抗生物質を開発すれば、細菌もさらに新しい耐性を獲得して脅威を増す。これからも、〝見えない相手〟を見る目で、患者さんや現場のスタッフに貢献していきたい」

〝痛み〟和らげる連携

金曜日の午後六時すぎ、南別館の一室に次々と医師や臨床検査技師らが集まってきた。週に一度の「乳がん研究グループ」の検討会。この日は二十人が集まった。

「それではお願いします」。司会の山城大泰医師（30歳）が、患者名、診察結果を順に報告してゆく。「左乳房上部に一センチ大のしこりがあり……」

報告に合わせて、放射線科医が壁のスクリーンに胸のレントゲン写真を張り、「しこりの影は境界がはっきりしています」と所見を告げる。続いて、臨床検査技師が、担当した超音波画像について説明。さらに、細胞診検査技師が、「しこり」部分から吸引した細胞の拡大画像をモニター画面に映し、「小粒で粒状性が整い、良性のようです」と解説した。

患者一人ひとりについて、二十人がそれぞれの専門の見地から考え、必要とあらば所見を述べる。次々と、前日の外来患者の検査結果が報告されていった。

この会の目的は、乳がんを的確に診断し、〝温存療法〟の可否を判断すること。そこには、女性の心身の〝痛み〟を少しでも軽減したいとの切望が込められている。

温存療法の難しさ

乳がんでは、再発を予防するため、乳房全体と胸の筋肉を大きく切除するのが一般的だった。女性にとって、それは文字通り、身を引き裂かれるつらさ。

近年試みられている〝温存療法〟は、部分切除と放射線治療、薬物投与などを組み合わせ、乳房をできるだけ残そうというもの。しかし、そのためには、再発・転移の危険がないことを確かめる診断力など、さまざまな専門家による密接な連携が必要となる。

平成六年、西村理医師（45歳・腹部一般外科）が、外科、放射線科、臨床病理部、医学研究所などの医師、臨床検査技師らに呼び掛け、グループを発足。翌年、ジュニアレジデント（研修医）だった山城医師も加わった。山城医師は以来、乳腺《にゅうせん》細胞を吸引する検査を担当してきた。

検討会の前日の午後。山城医師は診察室にいた。右手には、注射器に似た直径約四セ

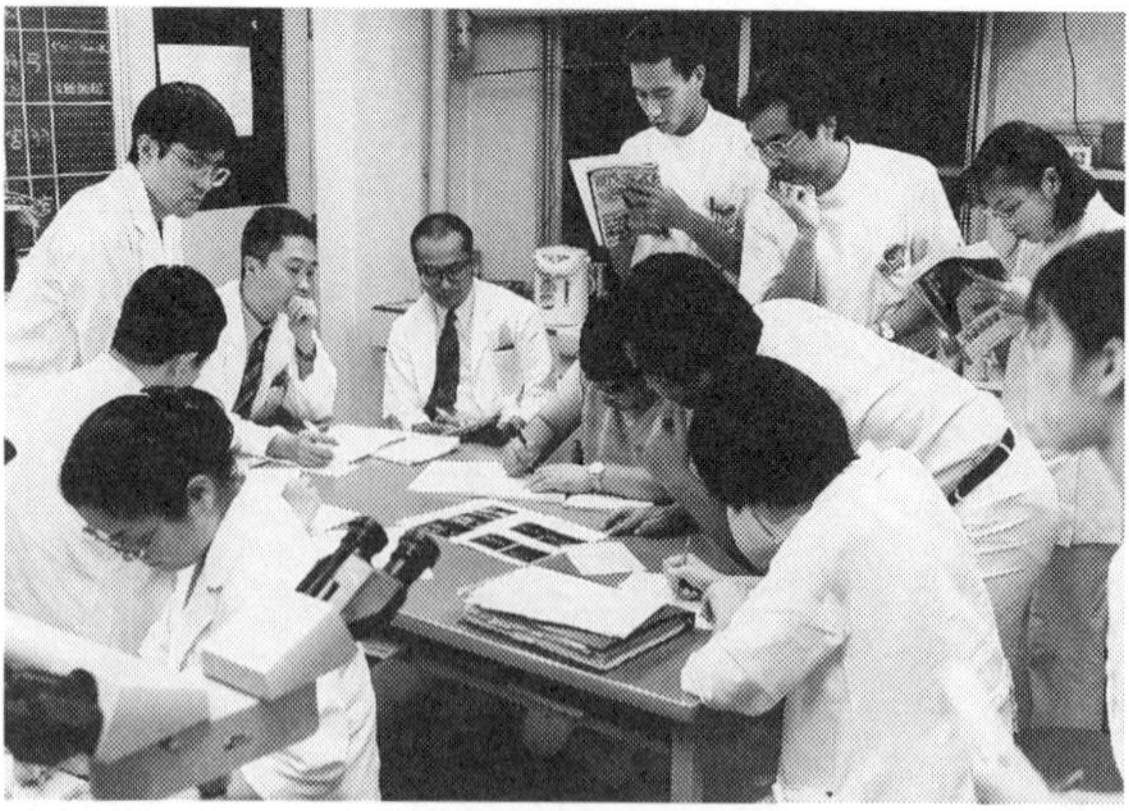

作戦会議さながらの「乳がん研究グループ」のカンファレンス。一人ひとりの患者の診断のために、毎回20人前後が立ち会う

ンチの吸引器。左手の指先は、ベッドに仰向けになった患者の左乳房の中央下部を押さえ、小刻みに位置を変える。しこりの位置を特定しようと、感覚を研ぎ澄ます。「少し痛むかもしれませんよ」と丁寧に声を掛け、針先を皮膚に突き刺した。やがて、器内に赤みがかった白色の液体が少しずつ吸い上げられた。この中に乳腺細胞が含まれている。

「乳房自体は針を刺してもそれほど痛まないが、胸の筋肉は激痛を招く。しこりは、その近くにできることが多いのです」。そう言って、針を慎重に抜いた。

容赦のない指摘

検討会の後半は、その週に手術を行った患者たちの経過報告。各担当者が今後の処置を検討した。

モニター画面には、切除した患部の切り口の拡大画像が、次々に映し出される。その途中、「その調べ方ではまずいんじゃないか」と、部屋の奥から臨床病理部の医師。「そのデータは信頼できるのかな」と、山城医師も若手の技師に突っ込んだ。

検査の手順に不明な点があれば、容赦のない指摘が飛んでくる。誤診は許されないから。現在、乳がん全体に占める温存療法の実施は、全国で二割程度。ここでは約四割にも達する。しかし、トラブルはほとんどないという。緊張感のある検討を積み重ねてきた成果だろう。

「来週もよろしくお願いします」。午後七時すぎ、がんと分かった二人のうち、一人を温存療法によって治療することを決め、検討会は終了した。

山城医師は、「がんは、一つひとつ顔つきが違う。常に的確な治療を行うことは非常に難しい。しかし、多くの専門家の視点や考え方をぶつけ合って、個人の偏りを削ぎ落としていけば、高い壁も越えられる。検討会では、それを教わった」。

二十人に共通するのは、「患者のため」との思い。その心が、とかく枠にこもりがちな医療の世界で、専門科や職種を超えた連携を実現させている。

安らぎの空間目指して

四階40B病棟（眼科）入り口の自動ドアを抜けると、すぐ左に自動ドアで仕切られた病室がある。室内は両サイドにベッド十二床。中央奥の窓際に食卓ほどの大きさの看護婦の机があり、棚には入室患者のカルテ、医薬品、救急物品、血圧計、心電計。車いすも用意され、ベッドのみの一般病室とは異なる光景だ。

「40B観察室」。ここは救急外来などで処置を受けた患者を、一時的に受け入れる病室。今年（一九九八年）八月に開設された。

室内を見渡すと、一刻を争うような重体の患者はいない。重症の患者は集中治療室（ICU）に運ばれる。この部屋には、様子を見る必要のある患者が入院する。

「重症ではないが、二、三日経過観察が必要な患者さんが入室する部屋を、以前から切望していた。まだ二カ月だが、手ごたえは感じている」。同病棟の徳永幸子婦長（43歳）

はそう話す。

安眠できる場を

「観察室」での入院期間は、基本的に四十八時間以内。その間に、退院または他の病棟への転棟が検討される。病状の把握や緊急時に備え、部屋には看護婦が二十四時間常駐。開設に当たり、病棟の看護婦の数はおよそ倍に〝補強〟された。勤務三年目で48病棟（神経内科）に所属していた泉川弥穂看護婦（23歳）も〝補強組〟の一人。

午後四時、泉川看護婦は準夜勤務（翌日の午前零時半まで）に就いた。患者は五人。病状の申し送りを受けると、採血、点滴、検温と各ベッドを往復する。

午後六時、本部神殿から夕づとめの「呼び太鼓」が聞こえた。待ちわびたように目をつぶり、合掌する患者が一人。八十代の女性。台風の強風にあおられ自宅玄関で転倒、左大腿骨《だいたいこつ》を骨折したとのこと。「入院は初めて、と言ってました。ショックが大きいみたいで」と泉川看護婦。処置の合間を縫って何度もベッドへ向かう。「できるだけ多く足を運び、話を聞く。それで少しでも不安を取り除けたら」

午後七時、本部夕づとめが終わったころ、女性は静かに寝息を立て始めた。「疲れが

何が患者の安らぎとなるのか。泉川看護婦は〝誕生〟したばかりの病室で試行錯誤しながら、日夜、看護に励む

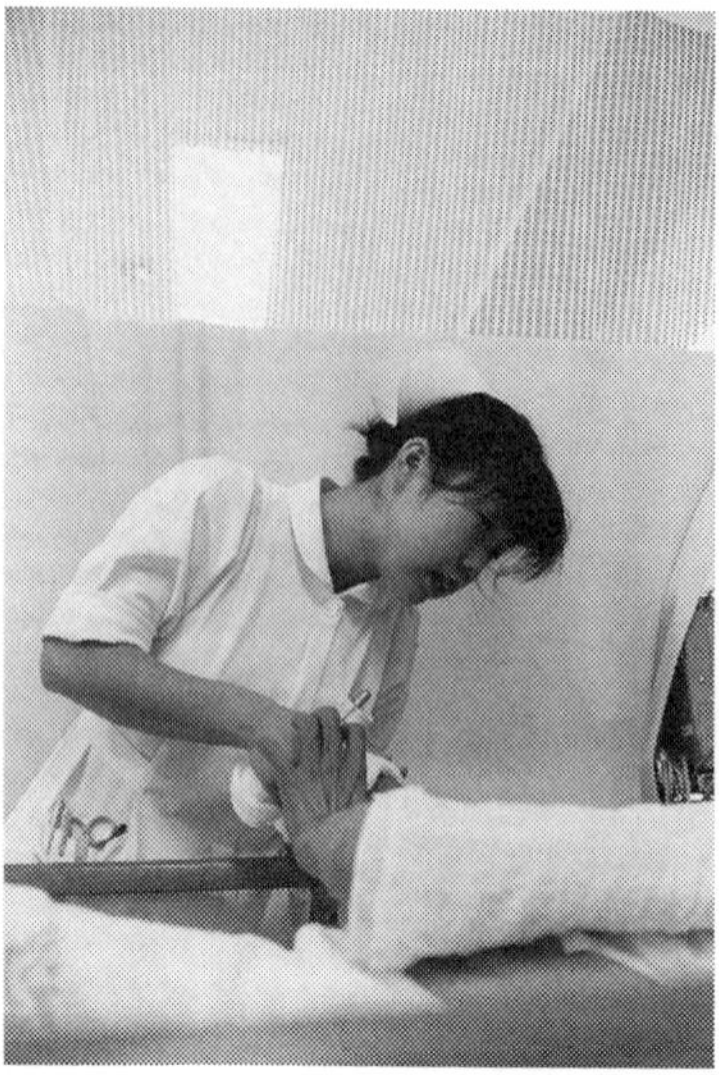

たまってたんですね」。泉川看護婦はそう言うと、タオルケットを掛け直した。

気づく〝目〟を養う

午後九時半、消灯。その直後、突然のナースコール。看護記録を記入していた泉川看護婦は、すぐさまベッドへ。肺炎で入院した左半身まひの七十代の男性。「どうしました?」と顔を近づけると、「うるさい」と怒声。「押しただけじゃ」と声を張る。「急に入院が決まって、少し動揺しているみたいなんです。なかなか落ち着いて眠れないみたいで」。泉川看護婦はいすに腰を下ろすと、大きく息をついた。

再び記入作業に戻った泉川看護婦は、備え付けの医学書に手を伸ばした。ページは血液病内科の欄。暇を見つけては目を通す。聞けば、「血液病の患者さんが入室したから」

と。二年半、神経内科を〝専門〟としてきた泉川看護婦にとって、幅広い看護知識が必要な「観察室」は、「一からのスタートだった」と言う。

「もちろん、看護学生時代にひと通りの勉強はしました。でも、忙しさが先行し、病状の変化を見落としてしまうことがあるかもしれない。『観察室』では、ちょっとした体調の変化に気づく〝目〟を養うことが大切だから」

✣

「観察室」奥の棚には、「みんなのノート」と書かれた一冊のノートが置かれている。

「処置板を作ってみました」「物品の点検をもっと統一した方が」

ここには、看護婦の疑問や意見、提案などが細かに記されている。看護婦らが勤務前、必ず目を通す〝必読書〟だ。表紙には太字で大きく、「皆でより良い病棟にしていくため、頑張りましょう!!」。「観察室」は、本当の意味での安らぎの空間を求め、出発したばかりだ。

〝電子の目〟で診る

地下一階、「内視鏡センター」。ここの主役は、医用電子機器。胃カメラ、大腸カメラ、気管支鏡など、八種類の装置が体内のさまざまな部位の病変を、体にメスを入れることなく〝電子の目〟で見、治療している。

「ここ十年ほどで、格段に進歩しましたね」と、同センター部長の高鍬博医師(50歳)。

「カメラの先端部にさまざまな機能が備わり、その場で治療できるようになったんです。内視鏡センターも、〝見る〟検査部門から〝治す〟部門へと変わりつつあります」と話す。

電子工学の進歩が最も貢献しているのは、消化器系の病気。センターで扱うのは、消化器関係だけで年に一万件余。使われる頻度は胃カメラが最も高いが、大腸の検査は、ここ十年で約十倍に増えた。

治療が早く、楽に

午後四時半。「X線TV室」で、消化管出血を起こした女性（77歳）の検査が行われていた。担当するのは主治医の高野修一医師（29歳）と、センターの加藤孝子・主任看護婦（40歳）。腸内のカメラの位置をエックス線透視機で追うため、二人とも鉛入りのプロテクターを着込んでいる。少し動きにくそうだ。

直径約一・五センチのカメラが肛門《こうもん》をくぐり、大腸内部を進んでいく様子が二台のモニターに鮮明に映し出される。高野医師は、モニターと患者の表情を交互に見ながら、「ちょっと苦しいかもしれませんが、大丈夫ですよ」と声を掛ける。その間も、カメラを操る指先が細かに動く。額にはじっとりと汗。

患者のかすかなうめき声に、加藤看護婦がそっと顔を寄せた。「できるだけ体を楽にしてくださいね」と背中に手を添え、モニターを指さしながら検査の進行を明るい声で伝える。「こうして画面を見ながら状況を説明すると、落ち着く人が多いんですよ」

検査開始から四十分後、大腸の奥に出血部位を見つけた。しかし、特に病変は見えず、血がにじみ出るという珍しいケース。位置も腸壁のひだに隠れている。高野医師と応援に駆けつけた圓尾隆典内科医（36歳）は、「とにかく止血を」と準備を始めた。

カメラを抜かずに、ケーブル内に止血剤を投与する管を差し入れる。先端には注射針。加藤看護婦がタイミングを見計らって、止血剤を注入した。さらに高周波電流で患部を焼き切り、治療は終了。検査開始から約一時間で処置が完了した。「〝楽に、早く〟がうれしい。開腹手術をせずに患部の正確な状況を見、治療ができる。決して万能というわけではないが、痛みや時間、費用など患者さんの負担を最小限に抑えることができる」と、高野医師は内視鏡治療に携わる喜びを語った。

初心を忘れず

加藤看護婦は、六年前にセンターに配属された。「体を切らずに治療ができ、回復も早い。画期的な治療法に最初は感動した」と言う。「でも、受ける側にしてみれば内視鏡も〝つらい〟というイメージが強いようです」とも。麻酔をほとんど使わないだけに、のどや肛門からカメラを挿《さ》し入れられることに苦痛を感じる人もいる。「内視鏡検査のために絶食した後なので、空腹で神経が過敏になっていることもあります。個人差があるみたいですね」

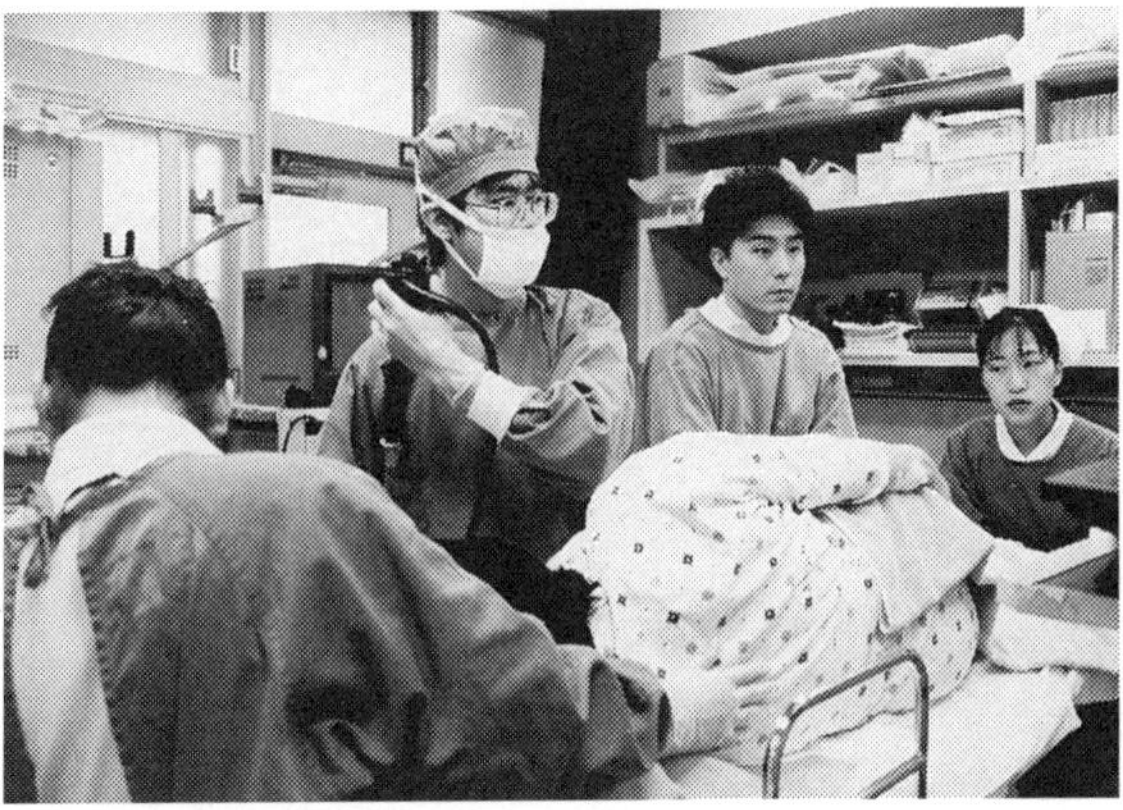

体内の〝治療現場〟を映すモニターを、食い入るように見つめるスタッフ。慣れない検査に不安を訴える患者を、温かい声で励ました

緊張すれば、それだけ体内に入ってくるカメラへの拒絶感も強くなる。検査や治療のスムーズな進行は、スタッフがどれだけ受検者をリラックスさせられるかに掛かっている。

「毎日、検査や治療を行っているうちに、つい患者さんの心を見落としがちになる」と加藤看護婦。「受検者の緊張や不安を忘れないように」と、年に一度は自分も検査を受けるという。

今年（一九九八年）三月、加藤看護婦は消化器内視鏡学会が認定する内視鏡技師の資格を取得した。「内視鏡の勉強をした証明ぐらいのもの。だけど、ここへ来た時の新鮮な感動をいつまでも忘れたくないと思って」

✣

翌日の正午、食道静脈瘤《りゅう》の処置が行われていた。

カメラ先端にある吸引装置で、瘤《こぶ》になった部分を引っ張り、根元をゴム製のリングで縛る。破裂すれば一命にかかわる病変を〝電子の目〟と〝手〟が的確に処置していく。

しかし、操るのは人間。カメラの動きに伴って吐き気を訴える患者に、「もう少しです。頑張って」とスタッフの声。治療が終わるまで、スタッフの手は患者の背中にずっと添えられていた。

在宅訪問車が行く

「こんにちはー。どうですか」。在宅世話どりセンターの高橋清一医師（34歳）は、声を掛けて患者のいる居間の障子を開けた。その瞬間から診察は始まる。「あっ、そのまま」。起き上がろうとする患者を笑顔で制し、視線はさりげなく、患者の顔色と室内の状況を見る。唇の色、肌は乾いていないか、爪《つめ》の色は……。

容体を尋ね、天候の話をしばらく交わし、やがて「ちょっと診せてくださいね」と、はだけた胸元に聴診器を当てた。その患者は気胸、膿胸《のうきょう》などで、肺機能が通常の三分の一。ベッドの足元で、酸素濃縮機が低いモーター音を立てている。小型冷蔵庫ほどの大きさの機械が、空気中の酸素を純粋に近い濃度にまで上げ、チューブを通して患者の鼻孔に送る。これが〝命の綱〟。ひと昔前なら病院で暮らすしかなかった人の多くが、在宅医療技術や医療機器の進歩によって、こうして自宅で療養生活を送れるようになった。

慎重の上にも慎重に

「病棟内なら、懸念があれば他の医師に相談できる。しかし、ここでは基本的に私一人。しかも、機器も限られている。見落としがないよう慎重に、許せる限り時間をかけて診ています」

「ご飯、食べてます？」「便は？　黒ずんでない？」。患者に声を掛け、返事にうなずきながらも、目と指先は忙しく全身を巡る。眼底に貧血の兆候はないか、足にむくみはないか、心拍はどうか、腸の動きは、リンパは……。

傍らで、同行の婦長が病床日誌に目を通し、疑問点をチェック。次いで、携帯袋から血圧計と体温計、血中酸素飽和度測定器などを取り出した。

高橋医師が着任したのは、今年（一九九八年）四月。大学を出てすぐに「憩の家」でレジデント（研修医）を一年。その後大学に戻り、他院で腕を磨いた。専門は呼吸器内科。着任前の二年半は、タイ・バンコクの日本人向けクリニックにいた。外科的な患者にも対応しなくてはならない場面も多く、「それが今、役に立っています」と言う。

在宅世話どりセンターは、今年で八年目。これまでに世話取りした患者は約百八十人。

現在は五十人を診ており、ほぼ病棟一つ分に匹敵する規模。関連する診療科も内科、外科系を問わず多岐にわたり、がん、脳血管障害、心臓疾患、呼吸不全とさまざま。症状も比較的軽度の人から、かなりの重症患者も含まれている。

スタッフは医師一人、婦長一人、看護婦四人と事務員一人。訪問する範囲は、原則として車で二十分以内。看護婦たちが軽自動車のハンドルを握り、連日、駆け回っている。

「着任して驚いたのは、看護婦たちの能力の高さ。知識、判断力など他と比べようもないレベル。私が教えられることも少なくない」

家族の心にも目配り

着任して七カ月。この間に看取《み》ったのは二十人。対象患者のほとんどが、七十歳以上の高齢者。食事がとれず、管を通して栄養をとる人が約半数。ほかにも、人工呼吸法や中心静脈栄養法、気管切開など、高度な医療を受けている人も多い。また、がんなどのターミナル（終末期）にある人もいる。

「患者だけでなく、家族にも目配りするよう心掛けている」と高橋医師。彼は三年前、勤務している病院で父を看取った。「その出直しの節《ふし》を生かしたいと、母が教会長とな

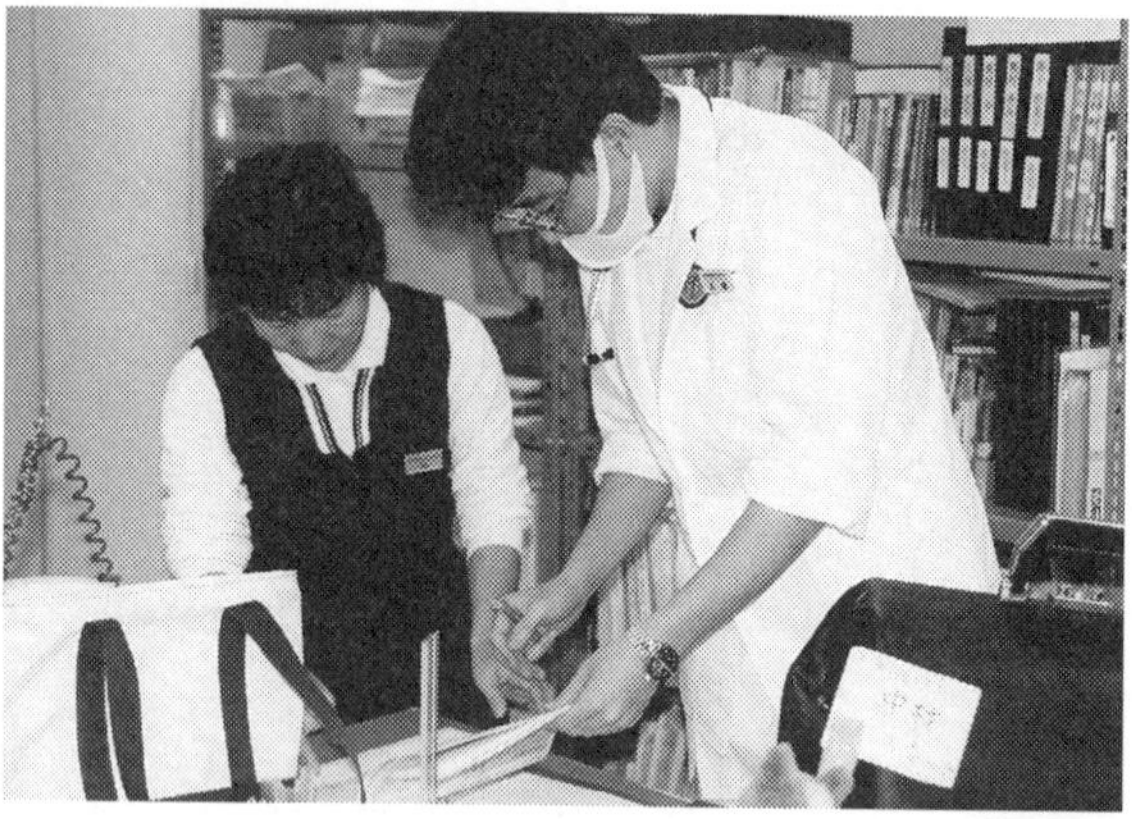

在宅療養者の容体が急変。さまざまな状況を想定し、持参する薬品や器材について打ち合わせる

り、弟が修養科に、私はタイに行った」。そんな経験が、家族に向ける穏やかな視線に宿っている。

婦長は言う。「在宅医療は、家族が九八パーセント。私たちは、残り二パーセントに手を添えているにすぎない」。うなずきながら高橋医師は、「診察を終えて帰ろうとすると、玄関先や路上で看護婦と家族が話し込んでいることが度々ある。患者のいる前では話せないことを察して、声を掛けているから。その心配りに、いつも感動しますね」と。

❖

訪問先の電話に、センターから緊急連絡が入った。高齢の患者が高熱を出し、震えがきているとのこと。急ぎセンターに帰り、カルテを確認。予想される原因と対応策をチェック。看護婦たちは忙しく薬品と機材をチェックし、往診カバンに詰める。

「生活の場に訪ねるのが仕事。将来は、診察の後でごく自然に、おさづけの理が取り次げる、そんな医者になりたいですね」。いまも、教友宅ではおさづけの取り次ぎを心掛けている高橋医師は、そう言って軽自動車に乗り込んだ。

〝食べる〟喜びを

冬晴れの火曜日の正午、藤川敏子・言語療法士（45歳）は、木造の東別館を出て足早に病棟へ向かった。

行き先は、五十代の男性患者の病室。この男性は舌部の手術後、嚥下《えんげ》（食べ物を飲み込む動作）が十分にできず、ゼリー食によるリハビリを受けている。藤川療法士は担当の中本陽子看護婦（23歳）と共にベッドサイドに近づき、「〇〇さん、ゆっくり食べてみましょう」と声を掛けた。患者はにっこり。手にするスプーンには半分ほどゼリーが乗り、ゆっくりと口に入った。「柔らかさはどう？」「では、もう一回」。藤川療法士は患者の口の周囲に向けた視線をそのままに、ベッドの縁をなぞるように左右に移動し、立ったり座ったり。「見えにくい、のどの奥を診るため」と言う。

一年前までは、こうしたリハビリの依頼はまずなかった。昨年（一九九八年）二月、院内八科七職種の職員による「摂食・嚥下リハビリテーション勉強会」が発足して以来、藤川療法士と同僚の小国由紀療法士（31歳）が受けた依頼は約五十件。新しい動きが始まっているのだ。

〝よみがえった〟患者

この動きは、一患者の回復の姿がきっかけになった。一昨年、右半身まひの六十代男性が、肺炎で68病棟に入院した。体調が回復し、流動食から〝離乳食〟に切り替えたが、嚥下の際、食べ物が気管支に入る誤嚥《ごえん》を起こし、肺炎を再発した。誤嚥は、気管支から異物を吐き出そうとする〝むせ〟の機能が衰える高齢者や、まひ患者に多いトラブル。再び流動食に戻った患者は、気落ちしてか、反応すら乏しくなってしまった。

「回復していただけに残念でならなかった」と、現在同会の幹事を務める中西八須子・同病棟婦長（43歳）。看護婦らは、脳神経内科、口腔《こうこう》外科、耳鼻咽喉《いんこう》科など各科の医師の診断を仰ぎ、藤川療法士らにも相談。食事の姿勢や内容など、試行錯誤を重ねながらこの男性患者のリハビリを続けるうち、少しずつ食事の量が増えた。

これに伴い、患者は水を得た魚のように活動的に。「自分で食べることができるというのは、生きる意欲にかかわる本当に大切なこと」と、中西婦長らはあらためて痛感した。

関係した各科の医師らも、「異常にむせたり肺炎を起こす患者でも、各科の連携による的確な診断とリハビリを提供すれば、食事が可能になるかもしれない」と思うように。それまで手の届いていなかった〝痛み〟に、目が向けられ始めたのだ。

昨年（一九九八年）三月、第一回の勉強会では、嚥下を専門とする適寿リハビリテーション病院の小椋脩・言語療法士を講師として招いた。各科の医師、看護婦、理学・作業療法士、栄養士など院内から六十四人、近隣の医療機関からも三十二人が参加。「同じ問題で悩んでいた」という声も多く聞かれた。その勉強会も回を重ね、今年（一九九九年）四月には四回目を開く。

手探りの出発

病棟で男性患者のリハビリを終えた後、藤川療法士は、廊下で中本看護婦と話し込んだ。「〇〇さんは水はむせやすいが、お茶なら大丈夫では」……。患者一人ひとりのことを相談する。

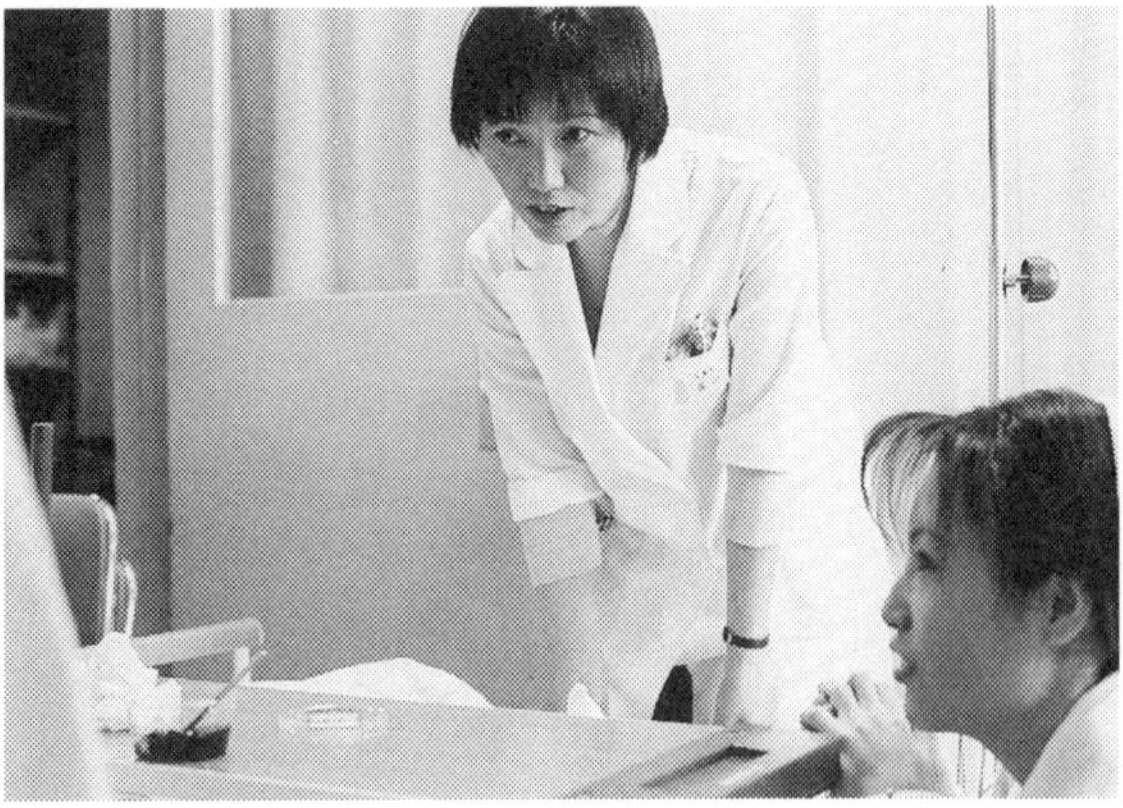

嚥下する患者の口元を真剣に見つめる藤川療法士（中央）と中本看護婦。患者に掛ける声のトーンは常に朗らかだ

これまで、依頼を受けた患者の約半数が、各科の医師の診断を踏まえたリハビリにより、何とか自力で食べられるようになった。しかし今後、患者数や家族らのニーズに対応したリハビリを行うには、より多くの医師・看護婦が知識と経験を積み、より細かな連携の態勢をつくっていく必要がある。

どんな形がベストなのか。手探りの状態は続くが、現在までに、栄養士らが嚥下の十分できない患者のための食事を段階的に三種類用意。放射線科では、嚥下の様子を透視し、的確に診断するための準備が進んでいる。連携のパイプは、一本ずつ確実にできつつある。

こうした最中、勉強会の初回に講師を務めた小椋療法士が、要請を受けて、非常勤で「憩の家」

でのリハビリ指導を開始した。勤務の初日、関係者が集う会合で小椋療法士は声を弾ませた。「十年間、嚥下に携わってきたが、これほど各科が協力的に取り組もうとしている病院は初めて。このプロジェクトは関西の医療にも影響を与えるはず。できる限り協力したい」

「ありがたい励まし」と、中西婦長ら関係者は口々にそう言いつつ、表情を引き締めた。

歯を護る

歯科口腔《こうこう》外科外来。診療チェアに座った男性患者の口元で、北前由美子・主任歯科衛生士（43歳）の指先が滑らかに動く。開いた口の中から、ガリッ、ガリガリッと鈍い音。北前主任の握る歯石を削り取るスケーラーの鋭い先端が、素早く無駄のない動きを見せた。

ひと息ついて額の汗を拭《ぬぐ》うと、「いつも、何分間くらい磨いてます？」と患者に声を掛けた。「うーん。十分くらいかなー」と、コップの水で口をすすいで男性が答えた。渡された手鏡で自分の口を見て、「へー、結構たまってたんですね」と声をあげた。

患者が、自分の口の中を点検し終わったころ、北前主任は歯の模型を取り出した。ある意味で、これからが本番。「治療より予防。歯垢《しこう》を取るより、できるだけためない努力を」と、歯ブラシを当てる角度、力の入れ具合など、柔らかな口調で話し始めた。

「虫歯になる前に、原因となる歯垢をなくそう」。同科では二十年も前から虫歯の予防に積極的に取り組んできた。

近年、虫歯の予防に対する意識が全国的な高まりをみせている。こうした動きを受け、厚生省では十年ほど前から、病院で行うブラッシング指導の保険点数の枠を広げた。

「食べる、話すといった生活の基本を歯は支えている。虫歯になったら、体の至る所に支障を来すほど。だからこそ予防が大切なんです」。約三十分間の指導を終え、道具を片付けながらそう話した。

虫歯になる前に

同科は北別館二階にある。一日の外来者数はおよそ百二十人。それを六人の医師が診療に当たる。単純計算でも一人の医師が担当するのは二十人。診察室の七台の診療チェアは、ほぼ一日中埋まっている。

午後三時、三十代の女性が〝銀歯〟を詰めにきた。ブラッシング指導を終えた北前主任は、その女性を診療チェアへ案内。治療の準備に取り掛かった。

医師の診療が始まると、マスクを着けてその隣へ。医師が歯を削り始めると手元を注

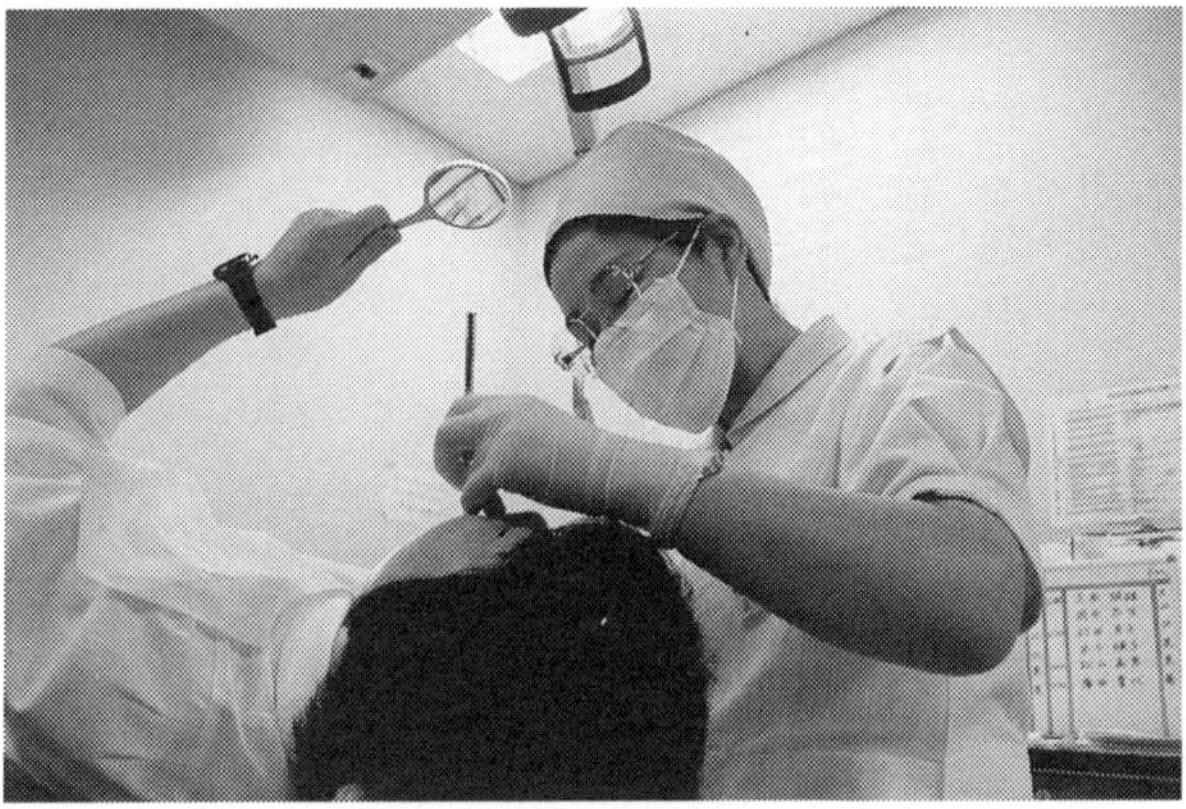

歯石を削り取る北前主任。その手先の動きは素早く無駄がない

視し、吸塵器《きゅうじんき》を用意。治療の妨げにならないよう歯の近くにもっていき、削りかすを吸い取る。

同科では開所以来、医師と衛生士が二人一組で診療に当たっている。治療時間の短縮と正確さを保つためだ。歯科外来は治療が中心のため、医師は一日中、指先の細かい作業に神経を使う。そこで九人の歯科衛生士が、患者の心理面をも含め幅広くサポートする。一つの病院でこれだけ多くの衛生士を抱えているのは関西でも珍しい。

とはいえ、診療に〝余裕〟はない。九人中六人は医師の助手として一日の大半を費す。ほかの三人はブラッシング指導などに回る。

二十分後、女性の治療が終わると、北前主任は汚れた処置用ゴム手袋を交換。手を洗って新しい手袋をはめ、再びブラッシング指導に戻った。一日中、予約はびっしり。二、三十分刻みのスケジュールで七台の診療チェアを往復する。治療だけでも忙しいが、予防にも力を入れるのは「少しでも歯の大切さを分かってもらいたい」から。「一度虫歯になると、完全には治らない。一般に『治療して虫歯が治った』というのは、修復しただけのこと。元に戻ったわけではない。だからこそ予防が重要」と話す。

自覚を養う場

六十代後半の男性がブラッシング指導を受けにやってきた。通い始めて十五年になるという。外来カルテはすでに二冊目。北前主任は手袋をはめながら、「どうですか、歯磨きの調子は」と。「いや、何年やっても難しいね」と男性は笑みを浮かべた。「とりあえず、たまってる歯石を取っておきますね」。そう言って、また削り始めた。

男性を送り出すと、「あの患者さんは『歯を大事にしたいから』と、ここに来たんです。理想的ですよね。通い始めてから今まで、一本も虫歯はないんですよ」と北前主任。「皆があの方のように、自分の歯に関心を持ってくれたらいいんですけど、なかなかそうはいかない。ブラッシング指導は、患者さんに〝自覚〟を持ってもらうための場でもあります。私たちがやってることは、ささやかなことかもしれない。でも、微力ながらも続けていくことが大切なことだと思うんです」。次の治療の準備を始めながら、自分に言い聞かせるように話した。

治療より予防を

午後七時半、救急外来。夜間受付の自動ドアが開くと、寒気とともに一歳の男の子を抱いた母親が入ってきた。電話を受けて、待機していた小児科の南部光彦医師（43歳）が「どうしましたか」と声を掛けると、「熱と上げ下しが続いて」と母親。そのひざの上で、幼児が泣きじゃくる。身をよじる子どもの動きに合わせて、診察が進む。いつも外来で診ている〝主治医〟だけあって、手際がいい。体温は三九度二分、軽い脱水症状。看護婦に点滴準備を指示した。

泣き声の合間に、「水分がもったいないから、涙も飲んじゃいな」と南部医師。母親の表情が少し和らいだ。発熱は四日前から続いている。

「近所の開業医ではインフルエンザだと。入院した方がいいでしょうか」

「今、はやっていますからね。でも、入院の必要はないですよ。ウイルスをやっつけるのは、結局本人ですから」と穏やかに答え、素早く採血の準備。男の子の診察が済むと、次は三十五歳の女性。訴えは発熱。当直の野口富有子看護婦（24歳）は、「年明けから、発熱での来院がとても多いんです」。

〃流行〃の中で

暖冬と言われたこの冬。だが、年が明けてから寒波が襲来。大気の乾燥と相まって、インフルエンザが猛威をふるい始めた。総合内科、呼吸器内科には連日多くの外来患者が詰め掛け、夜間・休日の救急外来も、対応に追われた。各科のスタッフは、「一月半ばごろからは、まさに〃非常事態〃だった」と口をそろえる。

今年（一九九九年）の特徴は、「例年に比べて、比較的若い大人の来院が格段に多い。二月に入って少し落ち着いたが、予断は許さない」と言う。

厚生省によると、昨年十月から今年一月末までの累計患者数は十一万七千二百四十三人。数字の上では、十年来の爆発的流行となった昨冬より少ない。しかし、インフルエンザから肺炎や脳症を起こした幼児や高齢者などの死亡が報道され、予防ワクチンが全国的に品薄になっているという。

木曜日、総合内科外来。診察に当たる呼吸器内科の富井啓介医師（40歳）の元には、次々と再診の患者が。インフルエンザから軽い肺炎を起こした男性を診察している途中で、隣の診察室のレジデント（研修医）が相談に来た。「予防接種を希望している男性がいるのですが」。ワクチンは一カ月の間をおいて、二回打つ必要がある。実際に効果が表れるのはさらに二、三週間後。「今打っても、効果があるのかどうか」。だが男性は、「最近、世間で騒がれているから、打っておけば気が休まると思って」来院したとのこと。相談の結果、予防接種を申し込むことになった。

富井医師は、「来院する方からは、『マスコミのインフルエンザ報道を見聞きして心配になって』との言葉をよく聞く。実際には、大人がかかっても食事ができて水が飲めるようなら、総合病院に行く必要はあまりない」と言う。「水分をしっかりとって、他人にうつさないように注意してゆっくり休むこと」と。

急激に増えた来院患者の対応にスタッフが追われれば、ほかの重症の患者へのケアが遅れるケースもあり得る。「でも、皆病んでつらい思いをしているからこそ、ここを頼って足を運んでくる。複雑です」

予防第一

富井医師は、「ウイルスから身を守る基本は、うがいと手洗いの励行。あとは、予防接種です」と言う。「高齢者や幼児、もともと何か疾患のある方はもちろん、そうした人たちの世話に携わる人にも、ぜひ予防接種を受けてほしい」と言葉に力を込める。

日本では一九九四年に、それまで児童に対して義務づけられていた予防接種が〃任意〃になった。以来、実施率は急激に落ちたという。

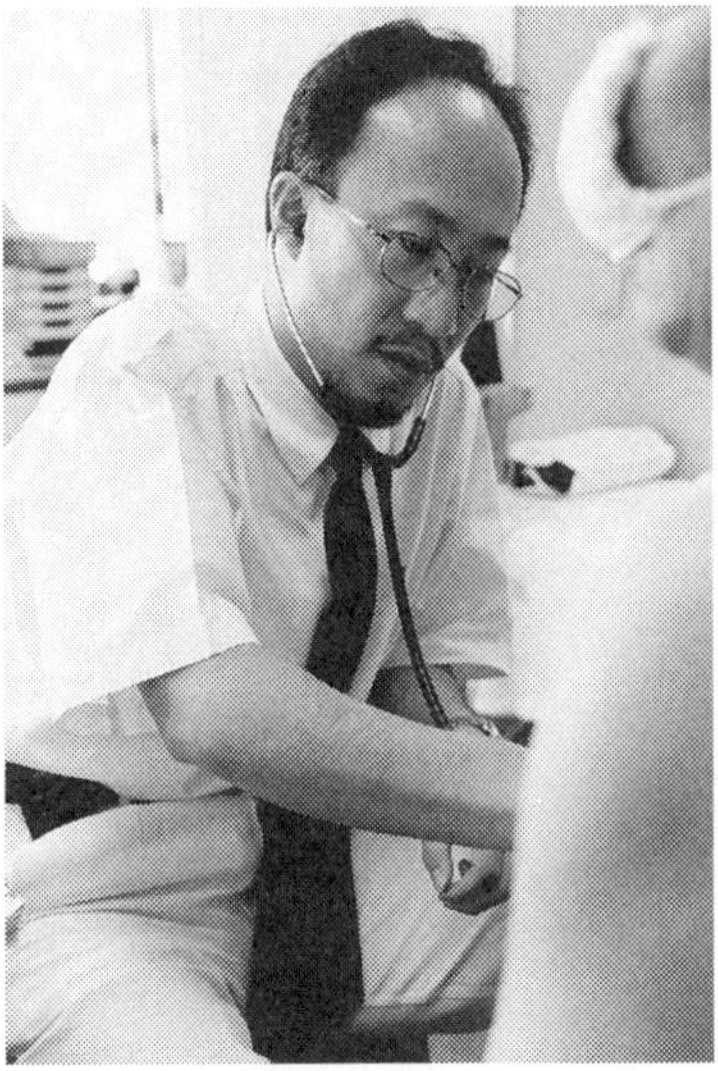

「まだ、予断は許さない」。富井医師は診療の現場から〃流行〃のゆくえを見据えている

富井医師は四年前、呼吸リハビリテーションの見学のために渡米。そこで見た高齢者に対する予防接種の徹底した取り組みに「日本でも、ワクチンによる予防を再認識する必要性を感じた」。帰国後、さっそく受け持ちの患者やスタッフに接種を呼び掛けた。最初はなかなか理解が得られなかったが、

「たとえ微力でも」と、毎シーズン前にワクチンの効果や必要性を説いた。そして、昨年秋には、院内感染対策実務委員会で講演。その結果、十一月には例年の五倍近い職員が予防接種を受けた。中には、総合内科や内視鏡センターなど、セクションの全員が受けた部署もある。

総合内科の佐藤文・主任看護婦(32歳)は「まず、自分が元気でいないと、患者さんに笑顔で〝具合はいかがですか〟と言うわけにはいきませんから。連日の忙しい勤務の中を、だれも欠けることなく一致協力してこれたのも、予防接種のおかげかも」と。

富井医師は、レジデントからのたたき上げ。ここに勤めて十六年になる。「一貫して教え込まれたのは『常に患者さんのための医療を考える』こと。いろんな治療や予防法の中で、自分なりに最良だと思う方法で尽くしたい」と。「毎年ワクチンを接種することで予防効果も高まる。今回接種した人が、〝また来年も〟と思ってくれれば」

季節の香りを

パシッ。パシッ。花ばさみの鋭い音とともに、梅の小枝が木床に舞う。金曜日の夕暮れ。玄関ホールには、薬を待つ人影が五つ、六つ。昼間とは打って変わった静寂の中で、土田雄三・管理課長（63歳）は、ただ花に向かう。

ひと抱えもある梅の古木。その懐に差し入れるようにして、紅梅、白梅、そして桃の枝をあしらう。花器を、こけむした古木の皮が巻く。「外から来る人にも、もちろん見ていただきたいですよ。でもね、入院していて外を知ることのできない人が、ここには大勢いる。そんな人に、季節の香りを届けたくってね」。武骨にすら見える顔に、照れたような笑みが浮かんだ。

暮れなずむ窓の外は、粉雪。コートを脱ぎながら入ってきた見舞い客が、土田課長の後ろで「ほーっ」と足を止めた。豊かで温かな、梅の香。ここには確かに、ひと足早く、春が来ている。

〝憩流〟を極める

「何流かって？　しいて言えば〝憩流《いこい》〟かな」。若いころ、東京の経営講座で「独創性を開発するには生け花」と聞き、草月流を学んだ。管理課員から天理看護学院の事務係長に転出した七年前、「学生の心に少しでも潤いを」と、学寮に花を生けた。翌年、管理課長になってからは、玄関ホール、職員出入り口、学寮に〝季節〟を届けてきた。

場所柄、どこの作品も大きい。「出張で東京に出る時は、必ず帝国ホテルに足を運びます。ロビーの花が見たくて」。それを写真に撮り、味わい、自分のものにする。そこに駆り立てる思いは、「笑顔が見たいから」。

「〝憩流〟の条件は三つ。金をかけない。季節を、できれば先取りして届ける。そして、時間をかけない」。生けるのは主に、土曜日。花命が短い夏場は、週日にも手を入れる。その時は、外来診療が終わった夕暮れ。

材料の大半は、もらい物。職員や患者、懇意の花屋が、意気に感じて持ち寄る。そして、通勤に使うバイクには、花ばさみが一丁。野の花も所を得る。「生けているのは私。

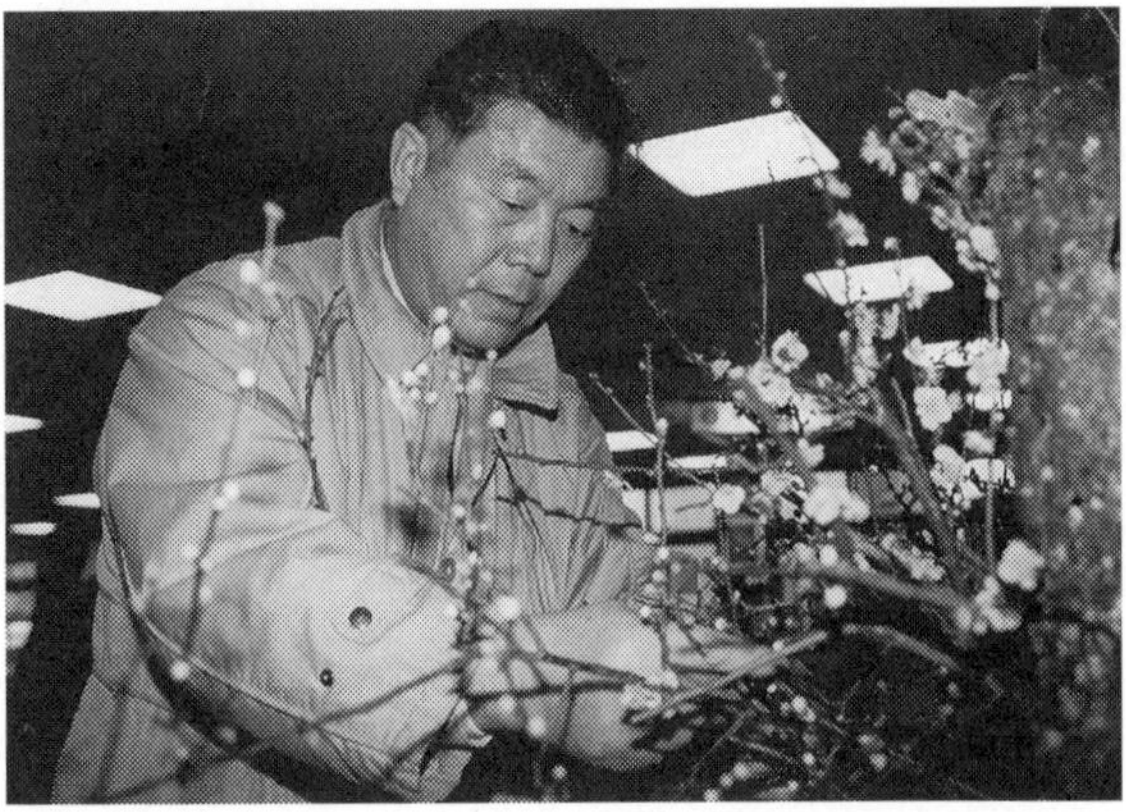

玄関ホールでは、四季の花が外来患者や見舞いの人を出迎える。その陰には、土田課長ら、多くの人々の真心がある

でも、いろんな人の思いが、ここに咲いているんです」

真の〝憩い〟を

かける手間、暇、根気。ある面で、道楽といえば道楽。だが、「憩の家」管理課長としての使命感が、彼を衝《つ》き動かしているのも事実。

近年、医療界でも「アメニティ」という言葉がキーワードになりつつある。いわば美観や快適性。入院、外来患者の生活の質。新築の大病院では、吹き抜けの玄関ホールやアート風のインテリア、観葉植物など、ホテルと見まがうものもある。町の医院も、家庭的な雰囲気づくり、癒《いや》しの環境づくり、障害者やお年寄りに配慮したバリアフリーなどに意を用いている。

「病気を治すだけでなく、病む人そのものの心身の癒し」を掲げて歩んできた「憩の家」の姿勢に、時代が追いついてきたのだ。学会誌のアメニティに関する指摘では、①患者の安全性への配慮、②受診および療養環境への配慮、③精神的快適性への配慮、④利便性への配慮――の四項目が挙げられている。

管理課は、まさにアメニティ担当。守備範囲は広く、「憩の家」とその周辺だけでなく、分院、職員宿舎、学校、学寮と、延べ面積は十一万七千平方メートル。それらの建物の補修管理、トイレ・ふろ・ごみ処理といった衛生関係、電気、ボイラー、住宅管理、警備、駐車場管理、防災、清掃、管財……。七十人のスタッフが、患者や外来者の目の届かないところで、文字通り二十四時間、黙々と働いている。

管理課の事務所を訪ねると、「管理課基本目標」と大書した下に、「環境・衛生・安全の維持向上――人（患者・外来者・職員）、物（土地・建物・設備）」と掲げられていた。

「朝礼ではいつも、生活環境の快適さを提供しようと話す。それは、『させていただく』『はたはたを楽にする』ひのきしんの態度しかないと言っているんです」

そんな思いと実践は、日本病院設備学会での発表としても刻まれている。この四年間だけで発表は七件。「医療廃棄物焼却システムの改善」「スリッパ洗浄システム」「浴室のリニューアル」「医科テレメーターの災害時における対策と現状」……。そして、昨年（一九九八年）十月の「当院におけるアメニティ」。

「教祖《おやさま》は、この屋敷に帰ってきた子供たちを喜ばさずには帰されんと教えてくださった。その思いに立つ『憩の家』だからこそ、どこの病院より人を、人の心を大事にしなくてはと思うんです」

❖

土曜の午前、看護学院の寮に花を生けるという土田課長に同行した。迎えたのは、中村友美寮長（66歳）。「みんな大ファンなんですよ。実習やリポート……。疲れて帰ってきてドアを開けると、大きな花がありますでしょ。足を止めて、じっと見入ってね」

事務所の奥から引っ張り出してきたアルバムには、何年にもわたる土田課長、そして看護学生たちの笑顔があった。入学式、戴帽《たいぼう》式、成人式、卒業式……。四季折々の花が、それらの写真の中央にあった。

遺伝子と向き合う

使い捨ての白い手袋をはめた手が、作業台の上をゆっくりと往復する。手元に目を凝らすのは、宮西節子・臨床検査技師（49歳）。右手に、ノック式ボールペンを数倍大きくしたような器具を握る。千分の一ミリリットルという微小単位で液体を扱うマイクロ・ピペット。試験管から吸い上げた特殊な溶液を、直径一センチ弱、高さ二センチほどの円錐《えんすい》形の透明な容器八つに黙々と注ぐ。次に、つまようじのような器具の先端に付着させた物質を微量ずつ落とす。白血病患者から取り出した体組織細胞だ。

七階の医学研究所は、いわば建物の〝屋根裏〟。その一室で宮西技師が行っているのは、抗がん剤治療を受けた白血病患者の細胞検査。血液中にがん細胞が残っていないかどうかを、遺伝子レベルで調べる。細胞を処理し、遺伝子を数十万倍に増殖させる機械に掛けて電気的な処理を施すと、がん細胞が持つ遺伝子異常の有無を確認することができる。

遺伝子ＤＮＡはひも状で、幅が一ミリの五十万分の一という極微の世界。この検査結果が患者の治療方針を左右する。「誤ってがんの存在を見落とせば、不適切な治療が施されることになる。失敗は許されない」と、手順を書いた資料に再び視線を送った。

治療の判断材料を

宮西技師は、十年ほど前に臨床病理部からここへ移った。白血病患者の体細胞を遺伝子レベルで検査し、医師（臨床側）に検査情報を提供するのが主な任務。

研究所には、遺伝子のほか細菌類や放射線の研究のための大小の機材が並ぶ。病棟の医師や臨床検査技師なども、現場で直面した課題を持ち寄ってここを利用。それをサポートするのも宮西技師らの役割だ。言うまでもなく、遺伝子など個人のプライバシー情報を扱うだけに、データは確実に秘匿《ひとく》される。「あくまでも実際の治療に役立つ成果を挙げるのが私たちの目的」

全人医療が叫ばれる一方で、医学の高度化・専門分化も著しい。「大学の付属病院などと比べ、設備の充実度やスタッフの数で劣るのは確か」。しかし、この研究所は継続して学会で成果を発表してきた。「設備の充実も大切だが、それに勝るものがあるから」と。

宮西技師は九年前から年に数回、医療援助でタイを訪れている。現地では、経済的事情から医療機器が不足しがちだが、医療関係者の意欲は驚くほど高い。「医療は一方的に相手に施すものではなく、患者と分かち合うものだと実感した。だからこそ、精度の高い検査技術を自分なりに磨きたい」

持てる情報を生かす

午後四時すぎ、宮西技師は準備を終えた小型容器を遺伝子増殖装置にセット。操作パネルを見つめた後、手袋をゆっくりと外した。処理は約三時間かかる。

宮西技師が作業していたテーブルの横には、数冊の英文の医学雑誌が積まれている。こうした待ち時間に、文献に目を通すことを忘れない。書類の中には、遺伝子DNAを構成する塩基を示すA、T、G、Cのアルファベットが延々と並ぶ表も。「これはインターネットで遺伝子バンクから引き出した人間の遺伝子配列表」と、書類に記した鉛筆や蛍光ペンの跡をたどる。集めた情報から、遺伝子のどの部分に注目すれば検査の精度

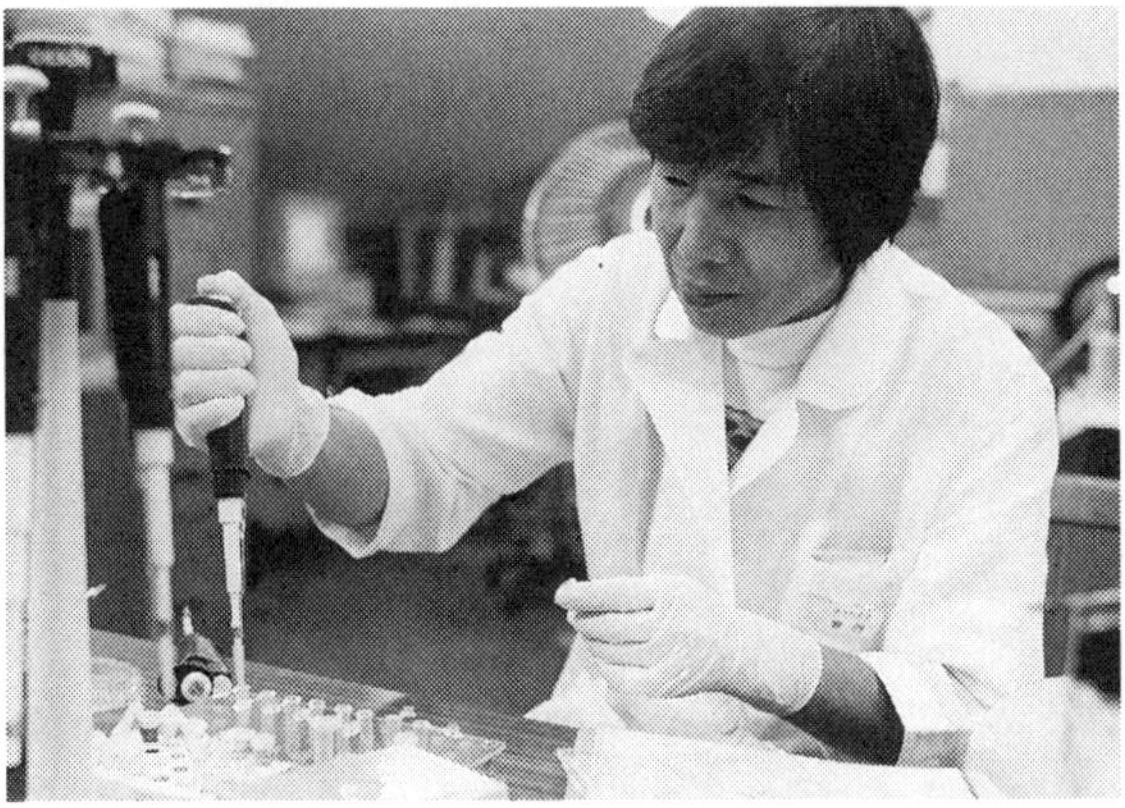

遺伝子の検査では、薬品の分量を1000分の1ミリリットル単位で量る。正確な結果を出すには、緻密な準備が必要

を上げられるかを探るのだという。

「しかし、たとえヒントを得ても、検査方法を確立するまでには数カ月、ときには数年の試行錯誤が必要になる」。気の遠くなるような作業。現在行っている検査の背景にも、同様の積み重ねがあった。

しばらくして向かいの第五研究室に入った宮西技師は、孵卵器《ふらんき》からたばこの箱大の透明な容器を数個取り出した。中にはピンクの液体が半分ほど。「この中で、がん細胞の培養を行っている。遺伝子研究には欠かせない材料。不思議なもので、いい加減な気持ちで扱うと不意に死んでしまう」。スポイトで栄養分の入った培養液を交換する手つきはしなやか。器具のこすれる音さえ聞こえてこない。

宮西技師は午後七時半、この日の作業を終えた。「自分が検査した患者さんが治療を受け、順調に回復していると聞くと、ほっとする。退院の知らせは何よりもうれしいです」。その願いと喜びが、緻密《ちみつ》で根気のいる作業を支えている。

安全、かつ有効な薬を

「薬剤部よりの緊急のお知らせ」。壁に張られたA４サイズの用紙に、ひときわ大きな見出し。「製造・販売中止」「在庫回収」「院内での使用禁止」の文字が目を引く。

「厚生省から緊急のファクスが届いたんです。急遽《きゅうきょ》、製造・販売が中止になった薬があったみたいで」と、薬品情報室の友金幹視薬剤師（35歳）。「うちでも採用してる薬だったんで、その対処に追われて」

一階、調剤室奥の通路に面する一室。八畳ほどの室内には、両側に棚が各四台。間に挟まれて職員の机が三つ並ぶ。ここは「憩の家」が扱う千九百種にも及ぶ薬の情報を一手に担う部署だ。三人の薬剤師が在籍し、厚生省から定期的に送られてくる「医薬品等安全情報」や「緊急安全性情報」を管理。安全対策や対処法を書類にして、関係各科へ配布している。

最近、厚生省は病院へ緊急情報を流すと同時に、記者発表するケースが多い。そのため、「新聞やテレビを見た患者さんが、問い合わせてくることもある。だから、急いで関係する各科へ書類を送ったんです。でも、誤字脱字があるでしょ」と苦笑い。

書類の向こうに

午前十時、内線電話が鳴った。「患者さんの筋肉注射、二回打つのはかわいそうなんで一本にしたいんですけど。注射薬、混ぜても大丈夫ですか?」。戸惑い気味に話す若い看護婦の声。「すぐに調べて連絡します」と返事して受話器を置くと、棚から分厚い『注射薬調剤監査マニュアル』を抜き出した。該当する注射薬のページを開き、指先でデータをなぞる。

二種類の薬の特性、相性などを確認すると、電話機を取り上げた。「過去に調合したケースはないんですが、値を見る限り大丈夫。もし、混ぜ合わせて沈殿が起こるようだったら、注射する前に知らせてください」。電話を切ると、大きく息を吐いた。

「一日、十件はこういう質問が来るんですよ」と。「スポーツをしている大学生から『風邪薬飲んだんですけど、ドーピング検査(不正薬物検査)に引っ掛からないですか？』というのもありましたね」

友金薬剤師は机に向かうと、ハガキ大の用紙を取り出した。「質問回答用紙」。質問内容と部署名、回答を記入する欄がある。電話中に走り書きしたメモを見ながら、一つひとつ書き込んでいく。

薬には必ず副作用がある。一方、複数の薬を組み合わせれば、さまざまな相互作用が表れる。「組み合わせ方によっては、効用がなくなったり、危険性を伴うこともある。できる限り効果を引き出し、副作用は最小限に抑えたい。そのためにも、過去のデータは大切」

情報室では、マニュアル本にも載っていない組み合わせについて記録。内容はすべてコンピューターに入力している。いわば、「憩の家」独自の〝回答マニュアル〟だ。

外来の調剤を行っていたころ、病棟で患者への服薬指導をした経験がある。「〝現場〟で患者さんに接し、あらためて薬の効用と怖さを感じた」と。

「今は患者さんと接する機会はほとんどない。でも、書類の向こうにいつも患者さんの顔を見ていたい」。ボールペンを握る右手に、グッと力が入った。

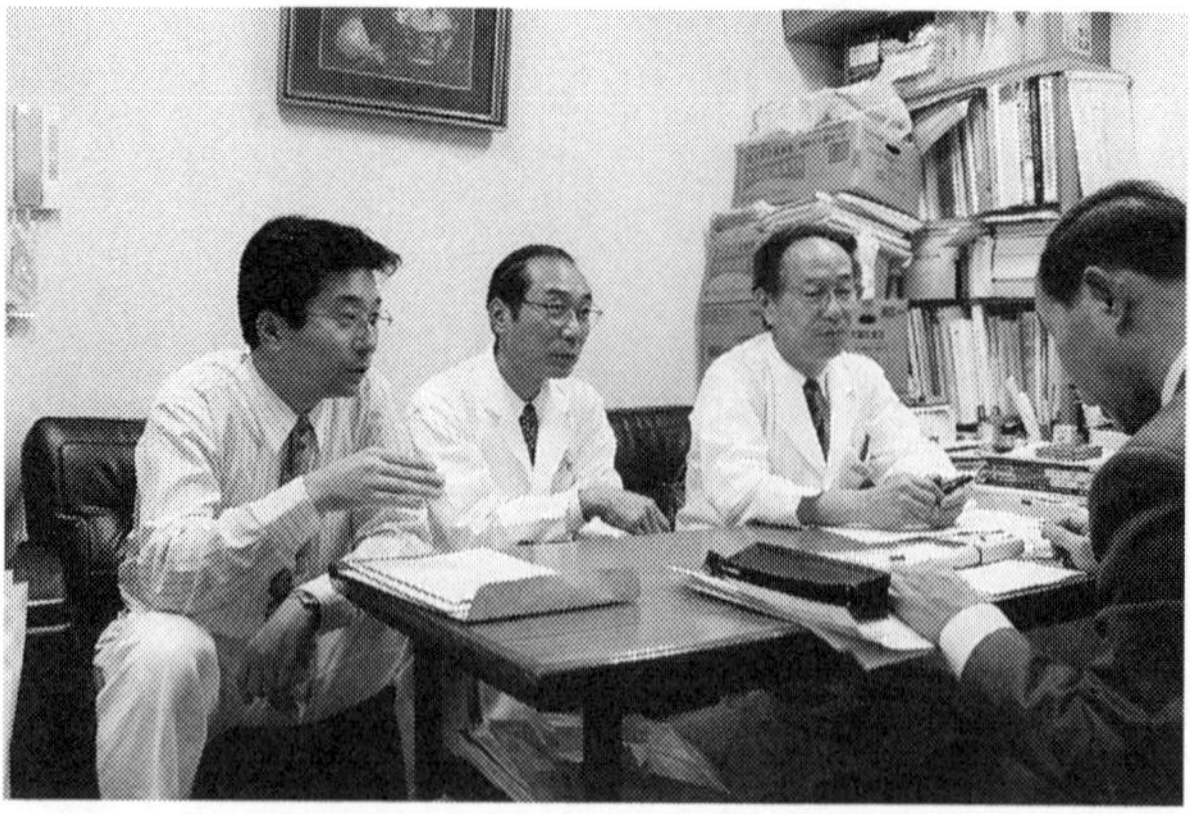

新薬の説明を受ける友金薬剤師(左)ら。狭い室内で、製薬会社側と活発に質疑応答

〝防波堤〟として

薬剤部長室の隣、窓のない六畳ほどの小部屋。テーブルを挟んで三人ずつが向かい合っていた。

「これが、今度うちで作った新薬です」。製薬会社の営業マンがソファから身を乗り出し、薬を片手に身ぶり手ぶりで開発の経緯と薬効を話す。向かいに座る薬剤部長、副部長、友金薬剤師の表情は対照的。パンフレットを手に、担当者の説明に黙って小さくうなずく。

「薬の最大投与量はどれくらいですか?」。説明を遮り、薬剤部長が初めて口を開いた。部長の質問を皮切りに、副部長、友金薬剤師が後に続く。「これまでの治験結果は?」「どんな副作用が?」。メーカー側の〝説明会〟は、質疑応答の場に移行。質問と答えが飛び交うにつれ、狭い室内には徐々に熱気がこもり、蒸し暑さを増す。暖房は入っていないのに、背中に汗がにじんでくる。

「ヒアリング」。薬剤部が〝防波堤〟になり、有用な薬のみを、ここでふるいにかける。薬剤部長一人で行う病院が多い中、「憩の家」では、あえて三人が立ち会う。より多角的に検討するためだ。

お互い敬語を使い物腰こそ柔らかいが、テーブルを隔てて微妙な〝綱引き〟が続く。質疑は一時間に及んだ。

「同じような効能の薬でも、何種類もある。ほかと比べてどのように優れ、安全性が増したのか。総合的にみて、本当に患者さんに役立つ薬かどうか。もう一度、自分なりに調べてみますよ」。情報室へ戻る友金薬剤師。普段は温厚なメガネの奥に、一瞬、鋭い光がよぎった。

神経を護る

診察ベッドに横たわる七十代の男性。耳にはヘッドホンが当てられ、両耳たぶと頭部の計三カ所に電極コードが付いている。静まり返った室内には、ヘッドホンから漏れ聞こえるカチカチッという音だけが響く。

ここは神経機能検査室。南別館の二階にある。その名の通り、患者の脳神経や感覚機能を調べる部署だ。

「今やっているのは、脳幹の検査。患者さんに音を聞いてもらい、その音に反応する脳幹のデータを拾い出しているんです」と、瀬川義朗・臨床検査技師（49歳）。コードを通して深部から得られる情報の中から、音に反応するデータのみを拾い、画面に映し出す。

画面に流れる波形のデータを、じっと見つめる瀬川技師。波形を画面上に記録しては、また新たなデータを映し出す。同じ作業を何度も繰り返し、幾重にも重なり合った波形を眺める。

「音に対する反応は、とても小さい。どれが脳幹の反応か。それを見つけるのがひと仕事」と言う。

「でも、三十分が限界かな。時間をかけ過ぎると、患者さんは疲れてしまう。できるだけ身体的負担をかけずに正確な値を出す。そのバランスが難しくて」。コードを直しながら、つぶやいた。

感覚を〝代弁〟する

検査室前の廊下。母親に連れられた幼児が並ぶ。同検査室の一日の平均患者は三十人。その大半が子どもや高齢者だ。

「まだ言葉を覚えていない子どもや、体の衰弱したお年寄りなど、ここに来るのは感じた痛みや感覚をうまく表現できない人たちが多い。そういった人たちの感覚を、データを通して客観的に読み取り〝代弁〟するのがわれわれの役目」と。

かつて「憩の家」では神経機能の検査を、脳神経外科、耳鼻咽喉《いんこう》科、眼科など各科で行っていた。しかし十六年前、検査機器を一カ所に集め、検査の効率化と検査内容の充実拡大を目指して、この神経機能検査室が設置された。全国的にもまだ新しい試み。集中的に検査できる態勢が整ったことで、「各科を回らなくて済む分、患者さんの身体的・時間的負担も軽減したはず」と話す。

検査を依頼される患者の中には、重症の脳障害の子どもや、昏睡《こんすい》状態となったお年寄りも少なくない。「そんな患者さんを見るたび、胸が痛む。何もできない自分の無力さを痛感する」と瀬川技師。「でも、直接治療には携われないが、正確な検査を行うことで、間接的に患者さんの治療に役立つ。そう自分に言い聞かせてきた」と。

後遺症をなくすために

七階手術室の一室。ピッピッと一定のリズムを発し続ける心電計の音だけが響く。手術開始十分前。手術台の患者を主治医や看護婦、麻酔医らが囲む。切開部の消毒、麻酔処置、手術具の用意。瀬川技師は、慌ただしく動き回る医師らの間を縫って患者に近づき、手早く頭部など数カ所にコードを取り付けた。

同検査室では、微細な神経が集中する個所の手術の場合、同席している。「たとえ手

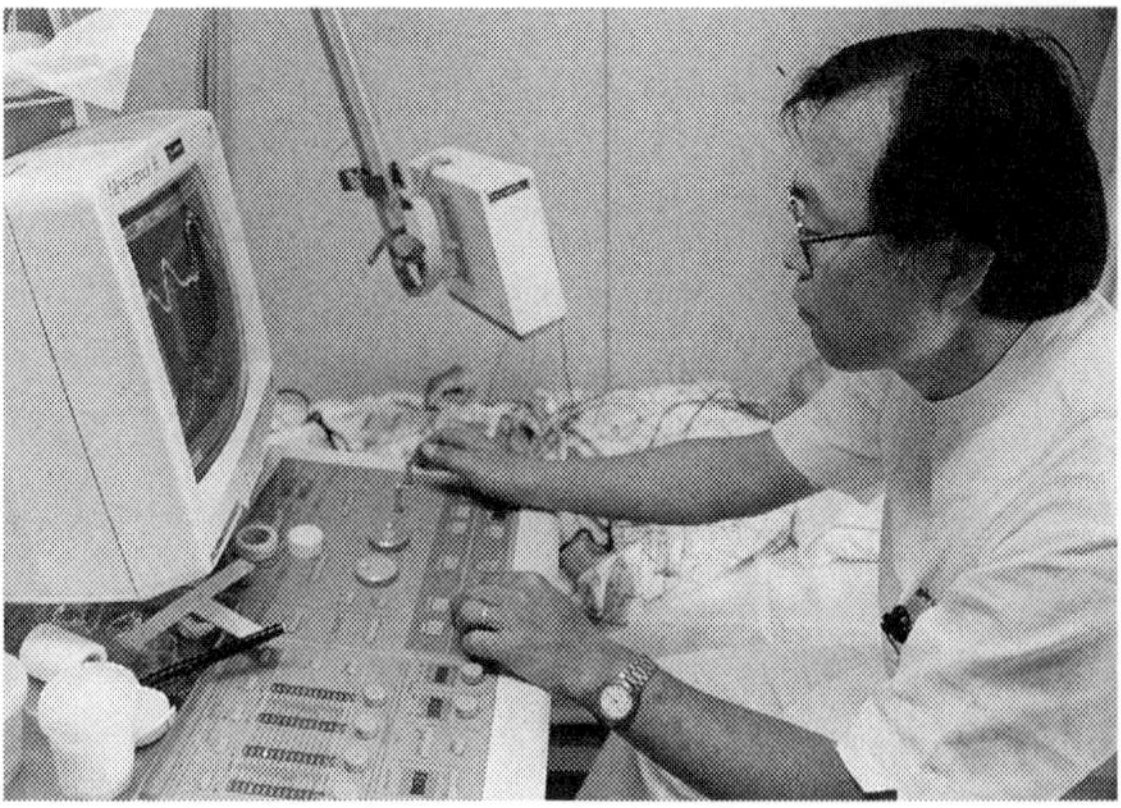

測定装置を使い、患者の神経機能を調べる瀬川技師。画面上の重なり合う波形のデータを見つめ、反応を拾い出す

術は成功しても、周辺の神経を傷つけてしまい、後遺症が残る可能性は完全には否定できない。その可能性を少しでも減らすため」。週に二、三例はある。

この日は脳腫瘍《しゅよう》の摘出手術。開始から一時間後、腫瘍の摘出が始まった。主治医は耳かき状の処置具で、そろりそろりと少しずつ腫瘍を取る。途中、ボールペンのような処置具に持ち替え、幹部の数カ所に微量の電流を流す。瀬川技師は、医師が電流を流すたびに「なし」「なし」「ある」と、測定装置の画面を見ながら答える。

肥大化した腫瘍は周囲の組織に癒着するため、摘出の際に神経か腫瘍かを判断するのが難しい。「反応があった所は神経。時間と手間はかかるが、一つひとつ確認することで神経を傷つけずに済む」

「憩の家」ではおよそ十年前、ほかの病院に先駆けて、大脳、脳幹部、脊髄《せきずい》など神経に関連した手術が行われる時、神経機能モニターを併用するようになった。以来、この手術に関しては、患部周辺の神経を傷つけて後遺症が残ったという報告は届いていない。

「ここ数年で医療・検査機器が急速に発達し、検査の幅も広がってきた。だからこそ、扱う側の意識が問われると思う。どうすれば患者さんに喜んでもらえる検査ができるか。その意識だけは忘れずにいたい」

手術衣を脱ぎながら、瀬川技師はそう話した。

院内の〝営業マン〟

午前十一時、56病棟看護婦詰室。室内では五、六人の看護婦が慌ただしく動き回る。器具の確認、カルテの記入、点滴の準備……。開きっ放しのドアから、病室に向かう看護婦が飛び出してはまた戻ってくる。

「お忙しいところすみません。何か故障品がありますか?」。津田淳・臨床検査技師兼臨床工学技士(41歳)はドアをノックすると、中をのぞき込んだ。

瞬間、室内の動きはピタッと止まり、部屋の奥から「待ってたのよー」と主任看護婦。渡されたのは輸液ポンプ。調子が悪いとの訴えに「早速、見ておきます」と告げて、看護婦詰室を後にした。

病棟への毎日巡回。臨床工学技士が各病棟を回り、医療機器を点検する。今年(一九九九年)六月から始まった。

「最初は『だれ？　何しに来たの？』という感じでしたよ」と笑う。「でも少しずつ顔なじみになって。最近ようやく自分たちが何しに来てるか分かってもらえるようになった。まあ、営業みたいなもんです」

チェック表に病棟名、修理物品名を記入しながら津田技士は、「皆、機械を一〇〇パーセント信じきっている傾向があるけど、決してそうじゃない。寿命もあれば、ガタもくる。大切なのは壊れる前に対処すること。そうすれば医療事故も未然に防げるでしょ」と。

臨床工学技士には、それぞれ担当の仕事がある。病棟巡回はその合間を縫っての作業だ。「大変じゃないかって？　ええ、もちろん大変ですわ。でも安全性を求めるなら、人手と労力は欠かせない。技士仲間でそう話し合ったんです」。そう言うと、次の病棟に向かった。

医療事故を防ぐ

昼過ぎ、47病棟へ。「医療機器勉強会」を行うためだ。看護婦詰室では、すでに数人の看護婦がペンとノート、心電図モニターの使用説明書を持って待っていた。

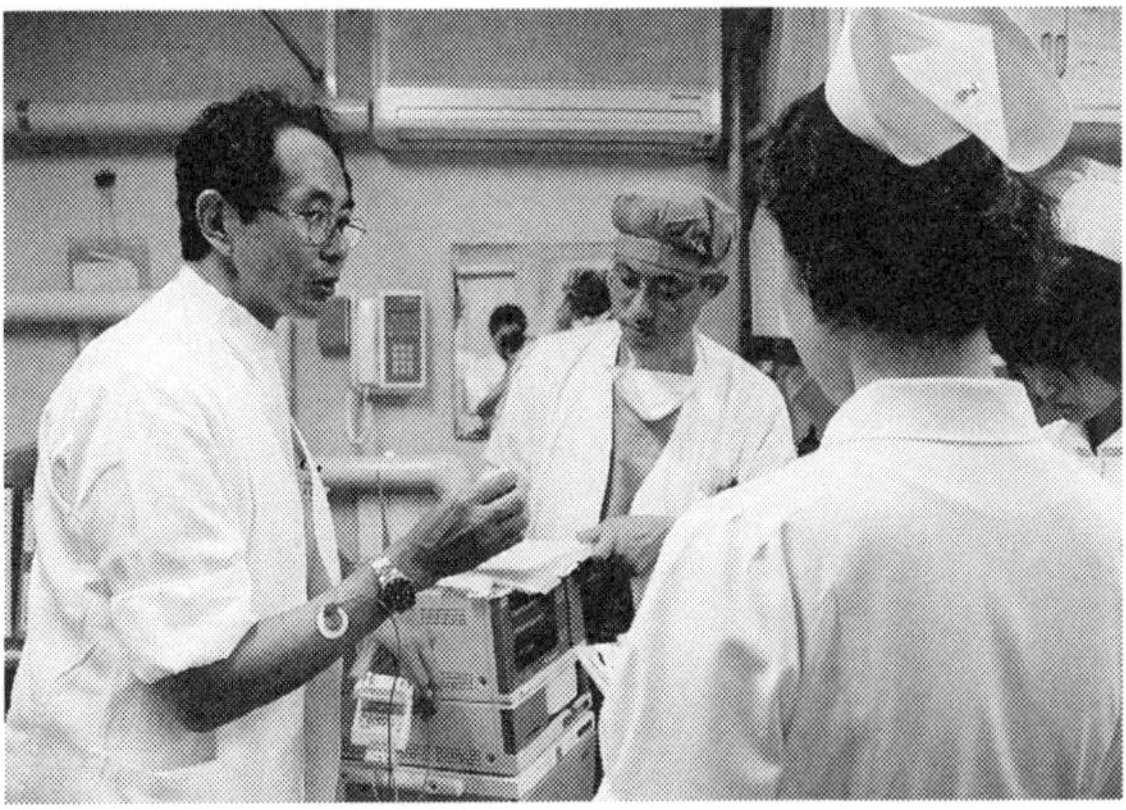

看護婦に心電図モニターの使い方を説明する津田技士(左)。連日、各病棟を回り、院内の機器管理の徹底を促す

早速、機器の取り扱い方、注意事項を事細かに説明し始めた。「これがアース。これは……」。一つひとつの言葉を、看護婦は熱心にノートに書き記す。

この勉強会も六月から始めた。希望する病棟へ赴き、機器の正しい使用法を指導する。

「もちろん、看護婦は学生時代に機器の扱い方を習ってますよ。でも、最近の機械は本当に進歩が速い。常に勉強していないと、誤った操作をしかねないから」

最近、医療事故の多発がマスコミで報じられ、スタッフの質が問われている。五年前には薬事法が改正され、機器の保守点検を医療機関が適切に実施するよう義務づけられた。機器管理の徹底を促すハード面と、使うスタッフのソフト面。「この両面が今、求められている」と津田技士は言う。

「憩の家」では昨年、臨床病理部工学技士による「CEグループ」を発足させた。院内の医療機器管理の徹底が主な業務だ。その手始めが「病棟巡回」と「医療機器勉強会」。

「まだまだ、これからですけどね。慌てずじっくりと、院内に浸透させていきたい」

これまで、工学技士はポケットベルを持っていなかったが、依頼して導入してもらった。「何かあったら、いつでもどこでも呼んでほしい」。腰に付けたポケベルには、そんな思いが込められている。

二〇〇〇年問題にも対応

「このシールね、『コンピューター西暦二〇〇〇年問題』に対応済みっていう意味なんですよ」。技士室に戻る途中の廊下で、モニター機器に張られたシールを指さした。

「二〇〇〇年問題」とは年数を下二ケタだけで識別する古いコンピューターが、二〇〇〇年の下二ケタ「00」を一九〇〇年と混同する恐れがある問題。誤作動や機能停止を起こす可能性も。当然、医療機関でも深刻な問題だ。

「憩の家」でも、対象となる約千五百の機器について対応を進めてきた。その作業の一端を担ってきたのが工学技士。現在、すべての医療機器について製造業者への問い合わせを終了。模擬テストも九月で終える予定だ。「『CEグループ』で定期的な機能点検や故障時の早期対応を行っているからこそ、『二〇〇〇年問題』にも慌てることがなかった」と津田技士。

「必ず老朽化する機械を、いかに万全の状態に保つか。その努力だけは怠らないようにしなければ」。言い終えたころ、腰のポケベルが鳴った。

ただ人間らしく

午前八時三十分、スピーカーから「おふでさき」拝読の声が流れてくる。医事課をはじめとする一階の各事務部門、薬剤部、二階の外来診察室、臨床検査部……。外来診療開始前のわずか数分。それぞれの持ち場でそれぞれが、手元の「おふでさき」を目で追いながら一日の無事を祈る。

〝救急処置室〟

「おふでさき」拝読の声が終わるのを待っていたかのように、二階の内科外来処置室で電話が鳴った。「だれか、ストレッチャー（搬送用ベッド）を持って救急受付に下りて」。電話を受けたベテランの看護婦は、そう声を上げつつ病棟の番号を押す。「どなたか、先生いませんか。急患が到着します。手の空いてる方、どなたでも」

午前八時三十分は、境目の時刻。これ以降に到着する患者は、夜間の救急外来から二階の診療部門へとシフトされる。内科総合外来を除いて、七つある内科専門外来を受診する患者の処置はすべて、内科外来処置室が担当。内科の急患もここに運ばれる。

間もなく、二人の看護婦に挟まれるようにしてストレッチャーが入ってきた。

「血圧は」「低いようです」

「水分が取れてないんと違う?」「一昨日から食事をしてないって」

追いすがるようにして、そんな声が飛び交う。

内科外来処置室は、入った正面が注射・準備室。右手には、十一台のストレッチャーが整然と並ぶ点滴・休養室。その奥の一角が救急処置のスペース。

患者を運び込むと、松阪さよ子・主任看護婦(47歳)ら四人が、手早くさまざまな計器を取り付けていく。体温、脈拍、血圧、血中酸素濃度……。七十歳代の男性、意識はない。呼吸のたびに、あごがあえぐ。胸の薄さが、病の長さを思わせる。

医師が次々に駆け込んでくるころ、付き添いの妻と娘も不安げな面持ちで入ってきた。四日ほど前から床に就いたまま、食事もしていないという。熱は四〇度余り、肺炎の疑いがある。

処置室では、酸素吸入と点滴が始まった。十分後、移動式のエックス線撮影機が運び込まれた。

時代の縮図

点滴・休養室に戻ると、早くも十一台のストレッチャーは、すべてふさがっていた。ベッドが足りず、いすに腰掛けたままで点滴を受ける人も。静かな室内で、看護婦たちがきびきびと動く。

見渡すと、七十歳代以上の患者が占める割合は、七割くらいだろうか。この国の驚異的な経済成長を支えてきた世代だ。戦後の経済成長と世界に冠たる医療保険制度が、世界一の長寿国を実現した。そして、少子化とあいまって超高齢化社会をも生み出した。

厚生省は今年（一九九九年）、国民医療費が初めて三十兆円を超えると予測。その三分の一以上を老人医療費が占めているという。

その対策のため近年、医療保険制度が大きく変わった。日本は総病床数で米国の一・六倍、人口あたり病床数で三倍、平均入院日数が米国の四倍、ドイツの二倍強。だから、医療制度改革の柱の一つは、入院日数の抑制。「憩の家」のような高度医療施設では、患者の在院日数が厳しく制限された。

その結果、「憩の家」でも、がんの化学療法を受けている人、再生不良性貧血や白血病などで輸血を必要とする人、在宅酸素療法の患者、食べられないため中心静脈栄養（ＩＶＨ）を続けている人など、以前なら入院して治療を受けていたような人が、外来にやって来るようになった。

そんな事態を踏まえて、平成八年に内科外来処置室が設けられた。注射や点滴といった診療各科で行っていた処置を集中するとともに、より高度な医療処置や検査の準備、自宅療養の指導などにも対応。さらに、病状の重い外来患者の安静や観察も受け持っている。

“野戦病院”のよう

先述の救急患者の入院が決定した直後、次の連絡が入った。市内の病院からの転送。八百井陽子・主任看護婦（37歳）が、救急車からの電話を受ける。

「脳梗塞《こうそく》で入院中に心筋梗塞の発作。バイタル（脈・血圧）は？　サチレーション（酸素飽和濃度）は計れますか？　医師が同乗？　分かりました」

受話器を置くと、「私は奥で受け入れ準備を始めるから、田口さんは六番の点滴お願い。それから青山さんは呼吸器内科用にインフルエンザのワクチンの準備をお願いね」と指示を出す。

スタッフは看護婦十二人と、主に診察室に付く診療助手との総勢三十人余り。だが、「憩の家」の外来患者は、多い日で四千人に近い。その半数が内科受診と考えれば、決して十分な数ではない。

心筋梗塞の七十歳代男性に続いて、外来診察中に意識を失った男性が運ばれてきた。骨髄移植後の在宅療養中に、肺炎を起こしたらしい。胸部撮影のため再度、エックス線撮影機が搬入された。

次々と運び込まれる患者。ベッドでは長い病に疲れた人が横たわり、点滴の終わるのをじっと耐えて待つ。注射準備室では間断なく冷蔵庫が開閉され、注射器に薬剤が吸い上げられ、点滴がセットされる。

交替で昼食をとりに階下に下りた以外、スタッフのだれ一人、一度も座っていない。野戦病院――ふと、そんな言葉が脳裏に浮かんだ。超高齢化社会、生活習慣病、保険財政の逼迫《ひっぱく》……。いまという時代と社会の中で、懸命に生きる人々。その縮図が、ここに

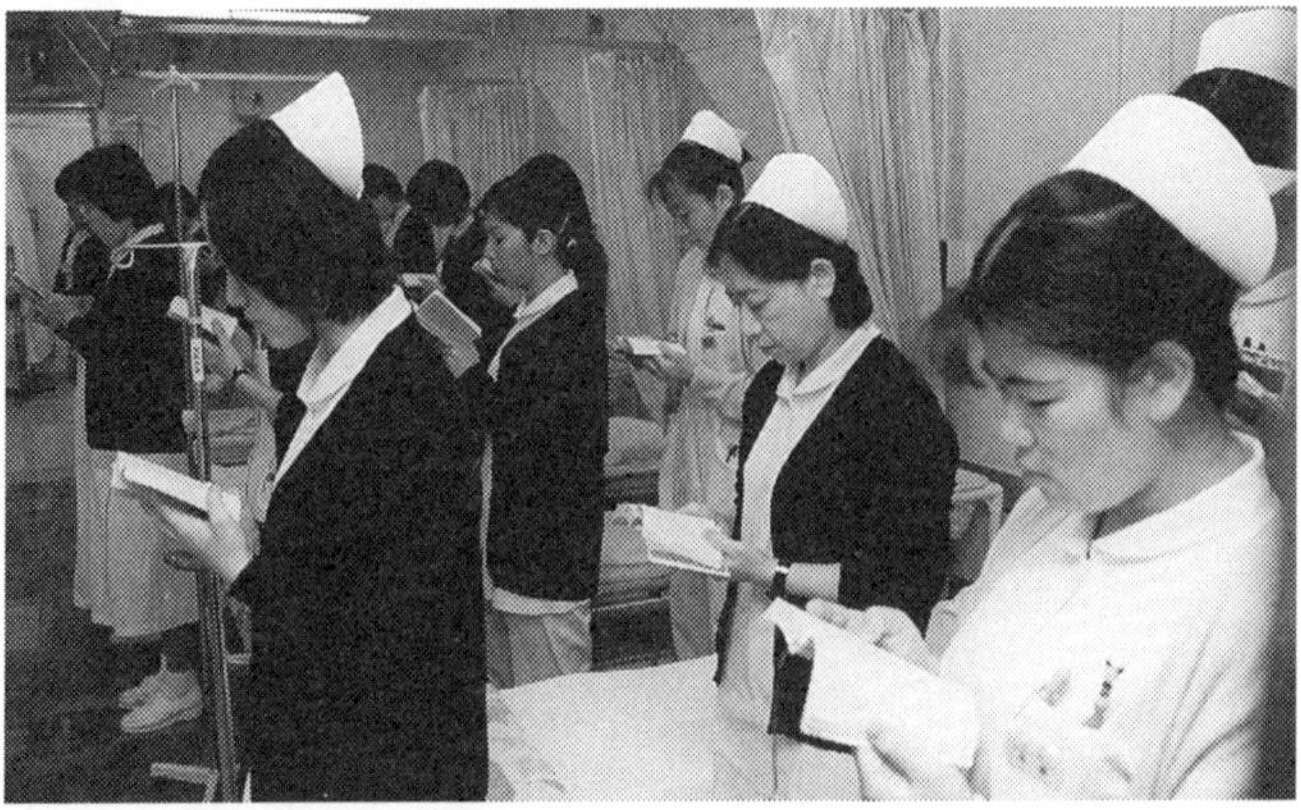

午前8時25分。内科外来処置室でおふでさきの拝読が始まった。急患の来室に備えて、ここでの拝読は外来全体より5分早い。ストレッチャーの列の間に、引き締まった表情が並ぶ。今日もまた、病む人と向き合う1日が始まる

ある。

笑顔と親切

目まぐるしいほどの人の動きの中、ストレッチャーの谷間にしゃがみ込んでいる八百井看護婦の姿を見つけた。鼻に酸素の管を付けた女性の話に、うなずきながら聴き入っている。在宅酸素療法を続けているという。独り暮らし。入浴や食事、薬。不安と悩みが、口をついて出る。

「在宅療養で起きてくる問題や分からないことなど、診察室で言えないこと聞けないことに対処するのも、役目のうちだと思う」と八百井看護婦。「理解できるなんておこがましいけど、少しでも理解しようと

努力する。私に目を向けてくれる看護婦がいるって思えたら、また頑張ってみようと思えるんじゃないか」と。

「笑顔だけではたすからない、技術も知識も不可欠。でも、笑顔がないと、たすからないとも思うんです」との八百井看護婦の言葉は、中尾玉恵・外来婦長（52歳）の言葉とぴたり重なり合った。

中尾婦長は、天理准看護婦養成所・天理看護学院の第一期生。「開所以来の『憩の家』のモットーは、笑顔と親切。私たちは臓器や病気ではなく、病む〝人〟を相手にしているのですから」

思い返せば、内科外来処置室のあの忙しさの中で、看護婦たちが患者に向けた笑顔を幾度も見た。

エピローグ

いま日本の医療は、半世紀ぶりの大変動期にさしかかっている。社会の少子高齢化の進展を受けて、医療法や医療保険法などが相次いで変更され、制度や枠組みそのものが大きく変わりつつある。全国の病院、医院、そして在宅医療の〝現場〟では、連日その対応に追われている。

一方で、加速度的に進む技術の進歩は、脳死臓器移植、生殖医療、遺伝子治療など、人の存在そのものと科学技術とのかかわりに、これまでにない鋭い問いを投げかけている。従来のように〝先生〟にお任せではなく、一人ひとりが「いかに生きるか」を自律的に考え、医療を受ける時にも一つひとつ〝決断〟しなくてはならない時代になってきているのだ。

本書に収められた記事が『天理時報』（週刊）に掲載されたのは、一九九七年初めから九九年末までの約三年間。紙面や取材班の編成上の都合で、毎週きちんと連載できたわけではないが、ちょうど臓器移植法が施行され、国内初の脳死者からの臓器移植が行われた時期と重なっている。「憩の家」もこうした動きと無縁ではなく、九九年九月に臓器提供施設に関して一つの見解を表明した（次ページ参照）。ただ、今回の取材はプロローグにも記しているように、天理教の教えを基盤とした巨大施設「憩の家」を支える〝人〟に焦点を当てたいと意図したため、こうした問題には直接には触れていない。

読んでいただけば分かるように、実にさまざまな職種の人が登場する。病院と聞けばすぐに医師や看護婦を思い浮かべがちだが、そこは入院生活をする患者がおり、誕生や死があり、人生の縮図ともいえる所。いろいろな人が支え、支えられて、動いていた。それは、一つの町であり、共同体であり、生成変化していく有機体のようにも見えた。と同時に、入院日数の短縮の影響や医療廃棄物の問題など、「憩の家」を通して〝いま〟という時代をも垣間見えたようにも思える。

激変する社会状況、医療界で、これから「憩の家」はどう動いていくのか。どう変わっていくのか。これからも見守っていきたい。

「憩の家24時」取材班

『天理時報』一九九九年九月十二日号掲載

厚生省の「臓器提供施設指定」を受諾へ

医療機関としての〝公共性〟に鑑み

財団法人天理よろづ相談所（「憩の家」＝畑林清次理事長）では八月三十日に開いた「医の倫理委員会」で、昨年六月に出された厚生省の「臓器提供施設指定」を受け入れる意向を決め、九月二日に開かれた定例理事会でも承認された。これを受けて今後、脳死判定委員会の設置、脳死判定マニュアルの作成などの準備に着手、厚生省の認定を受けることになる。ただ、今回の決定は、高度医療機関としての〝公共性〟に配慮したもの。臨床的脳死の状態に陥った患者を他の医療機関へ搬送することはできず、〝脳死判定が可能な施設〟との厚生省の指定を受けた「憩の家」としては、臓器提供を希望する患者と家族の意思を尊重せざるを得ないとの判断からなされた。

臓器提供施設とは、ドナーカード（臓器提供意思表示カード）を持つ入院患者が脳死状態に陥り、家族が同意した場合に、法的脳死判定を行う施設。臓器の摘出などは、移植を行う病院などから派遣されるスタッフが行い、提供施設側は手術室の提供などの世話取りを行う。

厚生省は、脳死判定が可能な施設として一昨年の「臓器移植法」公布に伴って九十二施設を指定。さらに、昨年六月には「憩の家」を含む三百八十三施設が追加指定され、その受け入れをめぐって意思表示を迫られていた。

八月三十日の午後、第三十八母屋《もや》を会場に開かれた「医の倫理委員会」（委員長・畑林理事長）の第一回会合では、各委員の紹介の後、今村俊三委員（同所事務局長）と奥村秀弘委員（院長）が、倫理委員会設置に至る経過を説明。続いて、「脳死・臓器移植」について各委員の意見を聴取した。

この後、畑林委員長が臓器提供施設指定の受け入れについて賛否を求めた。採決の結果（中略）出席委員の三分の二以上という「倫理委員会規程」に基づいて、受け入れを決定した。これを受けて、「憩の家」では早速、脳死判定委員会の設置、脳死判定マニュアルの作成など臓器提供施設としての体制作りに取り掛かることになった。

なお、今回の「憩の家」の決定は、あくまでも臓器提供を希望する患者・家族がいた場合に、〝公共性〟の高い医療機関として、その意思を尊重しようというもの。「憩の家」自らが積極的に〝脳死をヒトの死〟としようというものでも、これをもって臓器移植に踏み切るものでもない。

また、「脳死・臓器移植」をめぐっては、この四月に表統領の諮問機関としてあらためて位置付けられた「天理やまと文化会議」（上田嘉太郎議長）でも現在、慎重な審議が進められている。一方、昨年秋に「憩の家」関係者ら教内の医療従事者で結成された任意団体「道の医療者の会」（友永轟会長）でも主要テーマに取り上げており、今後ともより活発な議論を積み重ねていくことになる。

祈《いの》りのプリズム　「憩《いこい》の家《いえ》」病院《びょういん》24時《じ》

立教163年（2000年）4月1日　初版第1刷発行

編　者　天理教道友社

発行所　天理教道友社
〒632-8686　奈良県天理市三島町271
電話　0743（62）5388
振替　00900-7-10367

TENRIKYO DOYUSHA

印刷所　株式会社天理時報社
〒632-0083　奈良県天理市稲葉町80

ISBN 4-8073-0460-7
定価はカバーに表示